人生を変える

丹田呼吸と感謝行

天空方命術主宰
松山喜代英

知道出版

はじめに ―― すべての問題を解く答えはとてもシンプル

あなたの抱えている問題が、病気のことでも、仕事やお金のことでも、恋愛や友達、夫婦や家族のことなど、どのような悩みであろうとも、それを解決する答えは、『呼吸』と『感謝』に尽きるのです。

また、いつも心の中に温めているビジョンや、叶えたい夢のことなど、それらすべてを実現させるカギも、『呼吸』と『感謝』にあるのです。

すべての問題を解く答えは、驚くほど実に単純でシンプルにできています。

信じがたいようですが、病気を治す答えも、あなたが真の豊かさや、本当の幸せを手に入れる方法も、どのような夢を叶える術《すべ》も、あらゆる必要なものはすべてあなたの中にちゃんと揃っているということなのです。

そしてそれは、いつでもどこでも無料で自由に使えて、私たちに平等に与えられている素晴らしい無限の力を働かせる方法なのです。

今までに出版した2冊の本、『心のちから』と『命の真実』の中で、私は『呼吸』と『感謝』について書きました。あれから数年が経ちましたが、実は、この世の中のエネルギーの次元や、目には見えないところで時代の流れが大きく変化してきました。

日本各地で年間200回以上、講座やセミナー、気功教室を開催してきましたが、これに参加していただいている皆さんには、そのことをお伝えしてきました。

そこで私は、その最新の内容をできるだけわかりやすくまとめ、一番大切な『呼吸』と『感謝』にテーマを絞り、その意味することと、必要性を伝えるために、この本を書き始めたのです。

あなたがこの本を読み進めているうちに、これは単なる健康志向の本でもなく、一般的な成功法則の本でもなく、ましてや宗教や哲学の本でもないことをご理解いただくことと思います。

そしてあなたは、『命の目的』を知り、自分の生きていく『道』を拓いていただくことになるでしょう。

はじめに

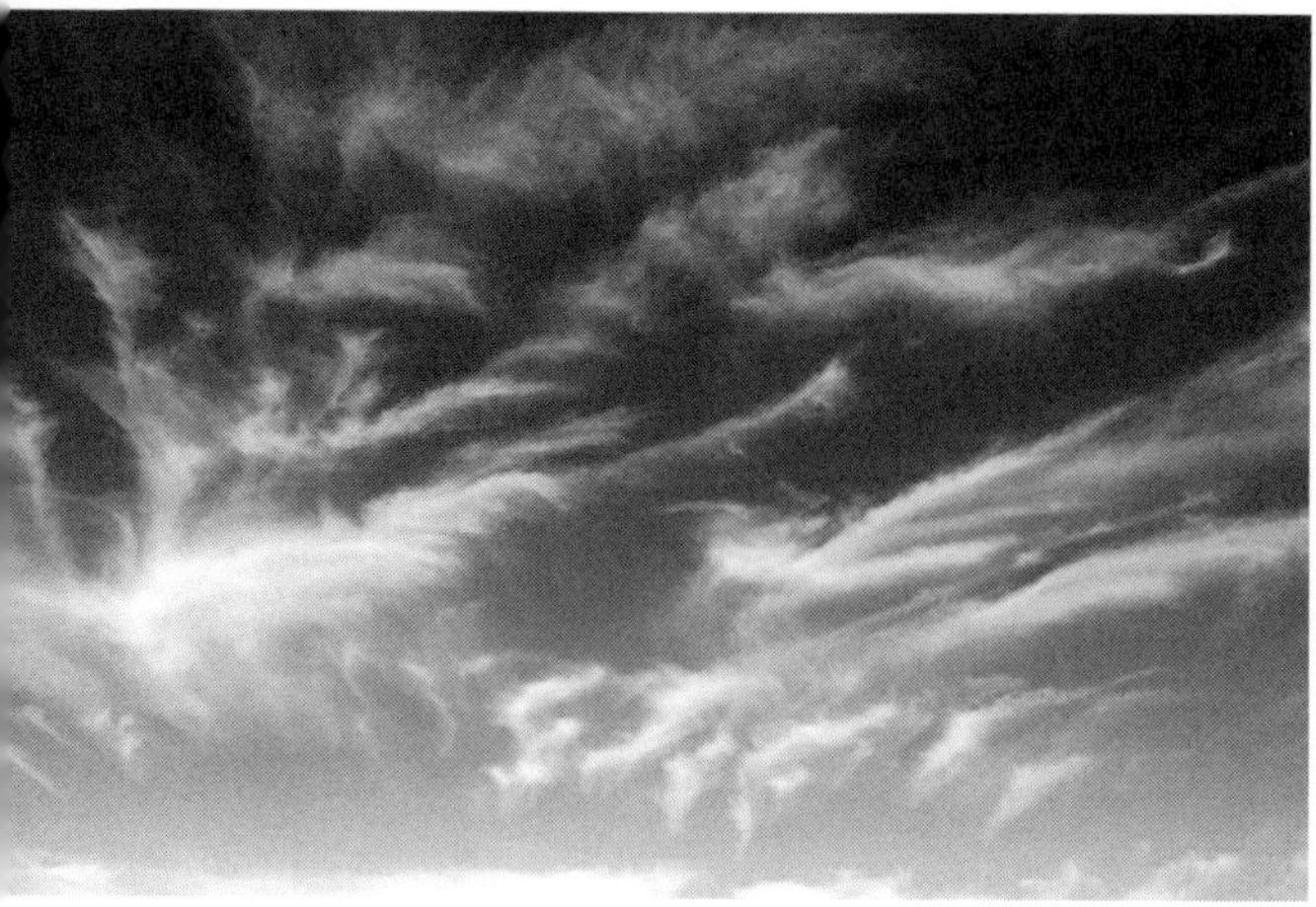

あなたという人間が、どれほど素敵で、どれほど神秘的で、どれほど重要な存在かということがわかっていただけると確信しています。
それでは、あなたも知らない『あなたの世界』にご招待いたしましょう。

松山 喜代英

人生を変える丹田呼吸《たんでんこきゅう》と感謝行《かんしゃぎょう》　もくじ

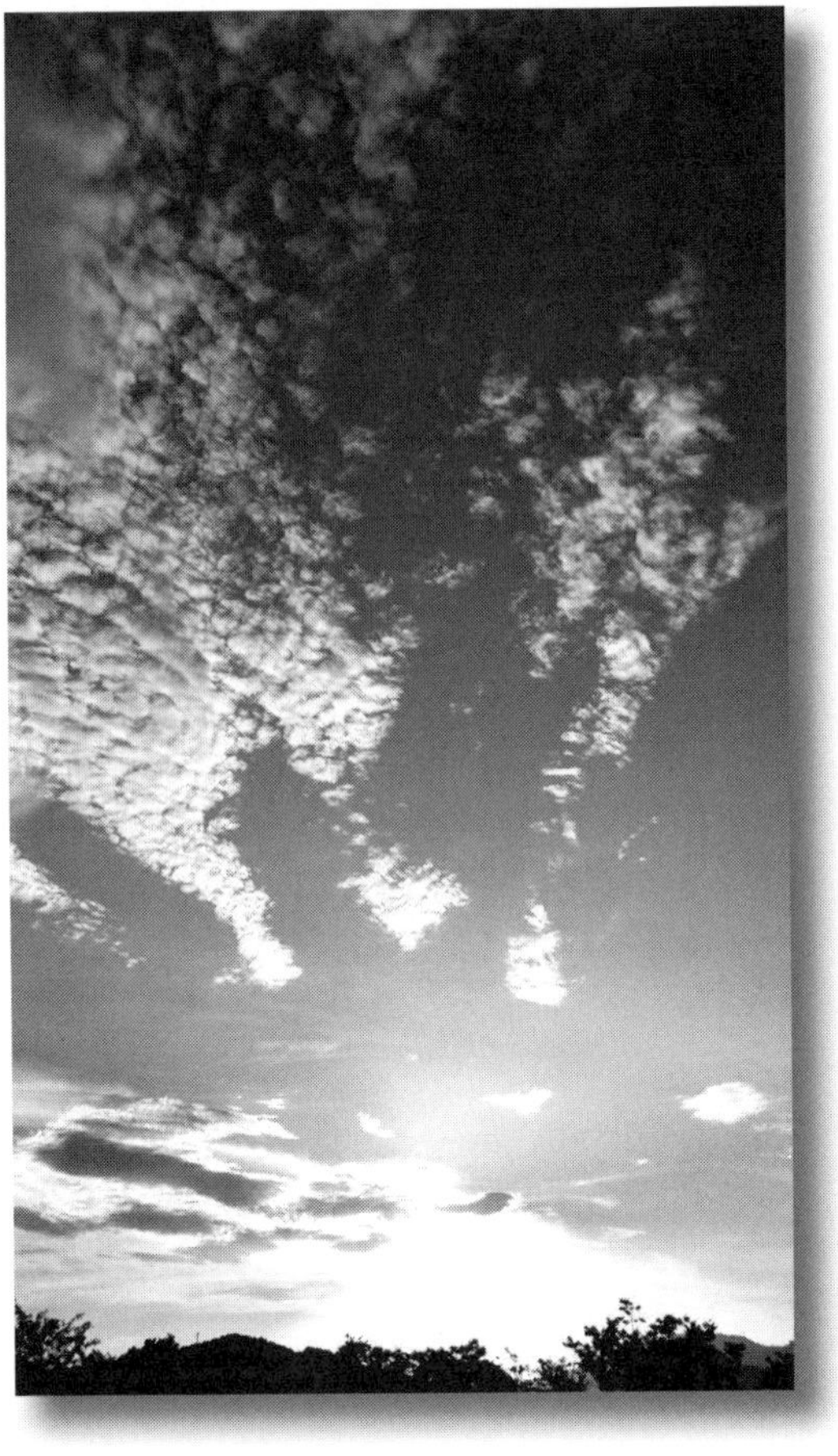

序章

なぜ『呼吸』と『感謝』で人生が変わるのか

○それは『魂との対話』から始まった

最近、マスコミにも呼吸法や瞑想法を取り上げられることが多くなり、たいへん嬉しく思っています。

私が、呼吸法に取り組みだした40年前では、とても考えられないことです。

しかし、日本には古来からの、仏教や禅などの修行による呼吸法や瞑想法があり、それが今日まで長く伝承されて来ました。

一般的にも、心を落ち着かせるときには何げなく、『息をゆっくり吐いて……』『腹に気持ちを集中させて……』など、実は、誰でも自然とおこなっているのです。

そういった手法が体系的にまとめられて、現在のさまざまな『呼吸法』や『瞑想法』になっているのです。

現在では、いろいろな呼吸法や瞑想法がありますので、どの呼吸法や瞑想法が一番正しいのか、と考える人もいらっしゃるかも知れませんが、どれも間違いではないと思います。

どのような呼吸法や瞑想法でも、必ず何らかの効果が出ているから続けられ、紹介されているのでしょう。ただ、それぞれに『呼吸法』や『瞑想法』に対する概念の違いや、実践することの目的に違いがあるのです。

健康増進や、体質改善として、美容や健康を目的としておこなうものもありますし、精神修行を目的にしている指導もあります。また、『今』という瞬間に集中して判断力や必要な能力を引き出し、仕事の効率を高めることを目的におこなう『マインドフルネス』という手法もあり、ビジネスマンのためにアメリカや日本の企業も取り入れ始めています。

ヨガなどをはじめとするさまざまなスタイルにも、当然素晴らしい内容のものもたくさんあると思います。残念ながら私は他のものを体験したことがないので、詳しく説明はできませんが、継続されているメソッド（方法・方式）には、それぞれにきっと効果があるのだと思います。

ここで、私が紹介している『呼吸法』や『瞑想法』は、既存のメソッドを参考にしたものではないので、他のものと比較してお話しすることはできません。

私が40年ほど前に自らの病気や体調不全を改善するために試行錯誤を繰り返し、効果を確認しながら、いろいろな呼吸の方法を試した結果、いちばん効果が高く、そしてシンプルな呼吸法にたどり着き、それを毎日続けたものです。すると、健康面のすべての症状が完全に回復してしまっただけではなく、私の人生そのものを大きく変えてしまいました。それは、私にとっては本当に奇跡でした。

そのとき実践していた呼吸法が、あとからわかった『丹田呼吸法』だったのです。誰に教わった訳でもないので、それが『丹田呼吸法』だということも知らずにおこなっていたのですが、**結局その呼吸法が奇跡を起こすことになったのです。**

このように身をもって体験し、その効果が実証されていますから、私はこの『呼吸法』を自信を持って皆さんに紹介できます。

しかし、ここで紹介するのは単なる『呼吸法』ではありません。実は、あなたを健康にしたり、問題を解決したり、願いを叶えることが目的ではないのです。**あなたを、あなたの魂とつなぎ、あなたの『命の目的』を果たすために導くことが、本来の目的であるのです。**

『命の目的』とは、あなたがこの地球に誕生してきた『理由』です。

あなたは、ただ偶然ここに生きているのではないのです。

宇宙には、そんな無意味な存在は、何ひとつもありません。

あなたの『命』には、大切な『目的』があり、その目的通りに生きていくように、すべての『しくみ』が内側に組み込まれていて、あなたの中真を『命の基本軸』としてそれが通っているのです。肉体レベルでは、自律神経などがその代表です。

そして、その『命の基本軸』は、宇宙の進化の計画に基づいているのです。

あなたは、『命の基本軸』を一本の命綱として、この地球に降りてきました。

ですから、あなたがその『命の基本軸』に沿って、『命の目的』通りに生きていくならば、あなたの中に組み込まれているさまざまな仕掛けは、筋書き通りに働き、あなたを目的の達成に向けて、オートマチックに進めてくれるのです。

そして、**その目的の達成こそが、あなたにとっても『本当の幸せ』の実現であり、そこに、たどり着くために与えられた時間が、私たちの人生ということなのです。**

しかし、人間はそんな大切なことも知らず、教えられることもなく生きています。

ですから、ついつい自分勝手な考えや行動をとり、『生きていくこと』ばかりに必死になり、『生かされていること』を忘れてしまいます。
そうすると、『命の目的』である中真の軸からズレてしまい、その分だけ問題が生じてくるのです。

この本では、その辺のメカニズムと、改善策も詳しく書いていきますので、じっくりとお読みいただきたいと思います。

『呼吸』と『感謝』という実に単純で簡単なことが、どうしてあなたの人生を変えるのか？　その真実をしっかりと理解していただき、ぜひ『命の目的』を達成させて、素晴らしく輝いた人生を送ってください。

第１章

『命の基本軸』

○天空方命術

先に述べましたように、40年ほど前に私は試行錯誤の後に『丹田呼吸法』にたどり着きました。そして、その実践を繰り返し続けるうちに自然と瞑想に入り、そこから信じがたいことですが、『魂』との対話が始まったのです。

その辺のいきさつは、以前に出版しました『心のちから』と『命の真実』の本に詳しく書いていますので、そちらをお読みいただきたいと思いますが、その『魂との対話』から受け取った内容を『天空方命術』としてまとめて、気功教室やセミナー、本や動画などを通して、今までに多くの方々にお伝えしてきました。

今回の本の内容は、伝えてきた内容の中でも、特に2016年以降の内容を中心にまとめて書いていきたいと思います。

まずはじめに皆さんにお伝えしたいのは、2016年を境に地球を取り巻くエネルギーの流れや環境が、実は大きく変化しているということです。

これは、目に見えないところから変化しているので、人間にはほとんど感じることができないのです。大半の人間は、物質的理解しかできないので、こういう話は何の根拠もない架空の話で、妄想の類《たぐい》になってしまいます。

私は、そういう人たちと論争をするつもりはありません。なぜなら、この本でお話しする内容は、議論を超えた本質的な『真実』だからです。

物質的理解と、本質的理解はまったく次元が違います。ですから議論にならないのです。

しかし、最近では有り難いことに本質的理解のできる人が増え出してきました。

日本各地で開催しています気功教室やセミナーに参加される方々や、本や動画をご覧になって連絡をいただく皆さんに共通しているのは、天空方命術で伝えている『命の目的』というテーマに共感されているということです。

そういった皆さんは、見えないちからや、本質的なメッセージの理解ができて、新しい価値観に気づきはじめた方々なのです。

そして、**セミナーなどに参加した後に、必ず「探していたものが、ここにありました」「これを知りたかったのです」という声を聞かせてくれます。**

私は、そういう方々に真実を伝えていくことが使命となっているのです。

今、この本をお読みのあなたも、無意識のところで『命の目的』が反応しています。

実はあなたも、同じ共通するテーマを持った『仲間』なのです。

○命の目的

それでは、呼吸法や感謝について説明する前に、その『命の目的』についてお話をさせていただきます。

『命』には、ちゃんとした目的があります。

命とは、もともと宇宙を構成している純粋なエネルギーのことです。すべての『素』のようなものです。それが、『愛』なのです。そして『光』によって循環して進化、成長を続けます。

それが目的に応じて、いろいろな『入れ物』に入った状態が個体として宇宙に存在するのです。私たち人間もその個体のひとつなのです。

滾々《こんこん》と湧き出した水が谷川となって流れ、やがて大きな川となり海に流れ込む。そしてまた、蒸発して気体となり空高く昇り、雲が発生すると、また雨となって地上に降りそそぎ大地に染み込む。そして、それがまた湧き水となる……。

命はそのように循環して、自然界に多くの生命を誕生させ、育んでいる。

命を持って、生きている状態を『生命』という。

『生命』というのは、命が目的を持って、個体で存在している状態にあることをいう。


循環している水を、飲むためにコップにすくい取ると、その時点から水は別の目的になる。自然界の恵みの水が、人の喉を潤し、水分を補給するための目的になる。

バケツに汲めば、掃除をしたり、火を消したりすることが目的になる。

このように、**目的や使い道に応じて、入れ物（道具）が変わる**のです。

宇宙を循環している〝愛と光の命のエネルギー〟が『あなた』という入れ物に入って個体として存在しているということは、あなたにも『命の目的』があるということなのです。

その目的とは、天空が誕生させた『宇宙』を進化、成長、発展させるためであって、地球という存在も、宇宙では愛のエネルギーを循環させる上で非常に重要な役割を持っている星なのです。

そこに誕生してきたあなたは、宇宙のために、地球と供にその目的を果たしていくことが役目になるのです。

私たちは、仕事をするためだけに生まれてきたのではありません。また、遊ぶために生まれてきたのでもなく、家族のためでも、社会のために生まれてきたのでもないのです。

私たちの『命』には、ちゃんとした『目的』があります。

目的なしにこの世界に誕生してくることはありえないのです。

その目的を果たすための『計画』を持っているのは、あなたを誕生させた、あなたの『魂』なのです。

私が言う『魂』とは、天空の指示のもと、宇宙の計画の一部としてあなたを誕生させ、あなたを活動させながら目的を達成させていく、あなたの総括的な責任者であり、あなたそのものなのです。

その、**あなたの魂は、あなたの目的を果たすために必要なパワーも、智慧も、さまざまな情報も、すべてあなたの中心に持たせています。**

そしてあなたは、それらのちからを働かせながら、天空の計画の一部分を担い、遂行していくのです。

はじめに宇宙の壮大な計画があり、その一部となるあなたの魂の計画がある。それらの計画が、あなたの中真を流れて『生命活動』となっているのです。

その生命活動は、自然界も、地球も、宇宙もすべて同じ仕組みで働いているのです。

すべての生命活動は、中真でリンクしているのです。

あなたの中では、細胞の新陳代謝にしても、肉体の自律神経にしても、心の感情にしても、無意識レベルの中にも、すべて宇宙と同じ生命活動のメカニズムが、あなたの知らないところで働いてくれているのです。

そして、**あなたの中心的なしくみと、宇宙のしくみがひとつにつながったとき、あなたの中のパワーが最大に引き出されるのです。**

その『宇宙のしくみ』と、ひとつになるためにおこなう一番大事なことが『丹田呼吸』であり、常につながり一体になっているために『感謝の心』が大切になるのです。

それによって、あなたは魂と共に『命の目的』に向かって進むことができるので

す。あなたを通して発揮される無限の力は、あなたに数多くの奇跡を体験させてくれるでしょう。

『命の目的』とは、地球を幸せに導くことです。

地球が、宇宙に対して役目を果たすことで、地球は幸せになります。それによって、あなた自身も目的を達成して『本当の幸せ』をつかむことができるのです。

これが、本質的な真実です。

このことを十分に理解しておこなっていただくのが、天空方命術における『丹田呼吸法』なのです。

○生まれる前の約束ごと

実は、私たちの誰もが生まれる前のことを覚えているのです。

しかしほとんどの人は、生まれた途端にそんなことを忘れてしまいます。

なぜなら人間は、肉体的にはあまりにも未熟な状態で生まれてくるので、自分の力では生きて行けず、親や周りの人の手を借りなければ成長できません。

ですから、どうしても人間の成長過程では、育っていく生活環境や、出会う人との関係に大きく影響を受けてしまいます。

人間として立派に成長していくにつれて、本来の中心的な『命の目的』から分離され、社会的な『生きていく目的』に価値を見つけ出し、その先に豊かさや、幸せがあると教えられ、自分もそのように思い込んでしまいます。

そして、豊かさや、幸せを探し求めて生きていく中で、さまざまな疑問や矛盾、あらゆる問題に遭遇します。その度に、悩み苦しみ、挫折感や劣等感に苛《さいな》まれ、進む先を見失ってしまうのです。

人間は、肉体を持って生きているから病になる、苦しみを味わう、悩む、落ち込むのです。しかし、生まれる前の状態、要するに肉体を持たない状態のときはエネルギー体なので、痛みも苦しみもありません。『命』そのものの状態です。

『命』は病みませんが、『生命』は病みます。『生命』は肉体を持っている状態です。

『生命』には終わりがありますが、『命』には終わりがありません。永遠なのです。

命のつながりは、愛と光による『魂』や『天空』『神々』とのつながりです。

生命のつながりは、遺伝子による『親』や『ご先祖』とのつながりです。

あなたは、生まれる前は『命のつながり』の中で、宇宙のすべてとひとつにつながっていました。そこで、天空の意図により、魂が計画を立て、無限の愛と光のエネルギーを集合させ、あなたの元となるエネルギー体ができたのです。

『総』の状態から、『個』の状態への変化（誕生）の瞬間です。

あなたは、このとき決意しました。宇宙のために、地球を救い、守るということを宣言してこの地球にやって来たのです。

それが、あなたの『生まれる前の約束ごと』なのです。

あなたの『約束』によって、神々や精霊など、宇宙の見えざるちからたちが、壮大な物語りを綴るために結集したのです。

それが、『個体』のあなたとしての始まり、『受精卵』なのです。

ですから、現在のあなたの60兆個の細胞のひとつひとつの核の中には、あなたの『生まれる前の約束ごと』がしっかりと刻み込まれていて、宇宙の無限の力が満たされているのです。

そして、あなたが約束通りに『命の目的』に向かって生きていくならば、無限の力は、あなたを通して最大限に発揮されるのです。それによって、あなたは生まれる前のエネルギーの状態のまま、今を生きていくことができるのです。

要するに、今あなたが抱えている疑問や問題は、自然に解決していくということなのです。そして、そこに『本当の幸せ』があるのです。

あなたは、ここに生きているということは、『約束』を果たさなければならないという使命があるのですが、それを忘れて今まで生きてきたのです。

『丹田呼吸』は、あなたに『生まれる前の約束ごと』を思い出させてくれます。

そして、その約束の果たし方を教えてくれるのです。

○『命の目的』と『生きる目的』

『命の目的』とは、あなたは宇宙のために、この地球と供に役目を果たすことにあります。あなたが、誕生してきた理由であり、あなたとしての『本分』のことです。

『生きる目的』とは、あなたがさまざまな社会環境や、生活条件の中で暮らし、人間として、社会人として、この世的に置かれた立場で役目を全うするために頑張ることです。そこにはさまざまな問題が生じますが、これは、魂の計画の中であらかじめ設定されていることが、あなたの身の上に起こります。あなたの役目を果たすために、あなた自身をレベルアップさせることも『生きる目的』なのです。

また、あなたはいろいろな夢を持ち、ビジョンを描き、希望を持って進んで行くことでしょう。しかしそれは、あなたが頑張って生きていくための『目標』です。

その夢の目標が、『命の目的』の方向に一致しているとき、内なる無限の力がその夢を実現させるのです。それが、後で述べる『引き上げの法則』なのです。

私たち人間は、『命の目的』によって生かされていて、『生きる目的』に向けて進んでいきます。

『命の目的』は、魂とつながっている縦の糸であり、いわば一本の『命綱』です。

『生きる目的』は、あなたが頑張っていくために伸びていく横の糸なのです。

縦の糸と横の糸がうまく絡み合って、幸せの布が織り上がります。

『命の目的』の縦の糸に沿って生きていけば、奇跡も起こるのですが、『命の目的』から外れると、その分が問題となって生じてきます。そして、その問題を解決することが『生きる目的』に変わってしまうのです。


縦の糸と横の糸を絡み合わせていくのも『丹田呼吸』なのです。ですから、丹田呼吸は、夢と現実さえもつなぎ合わせて実現させてしまいます。

夢を『夢』として分離しているから、いつまでも『夢』のままなのです。現実は『夢』の一部分であるということがわかれば、すべてのからくりが解けてしまいます。

では、次の章で、その奇跡の『丹田呼吸法』についてお話しましょう。

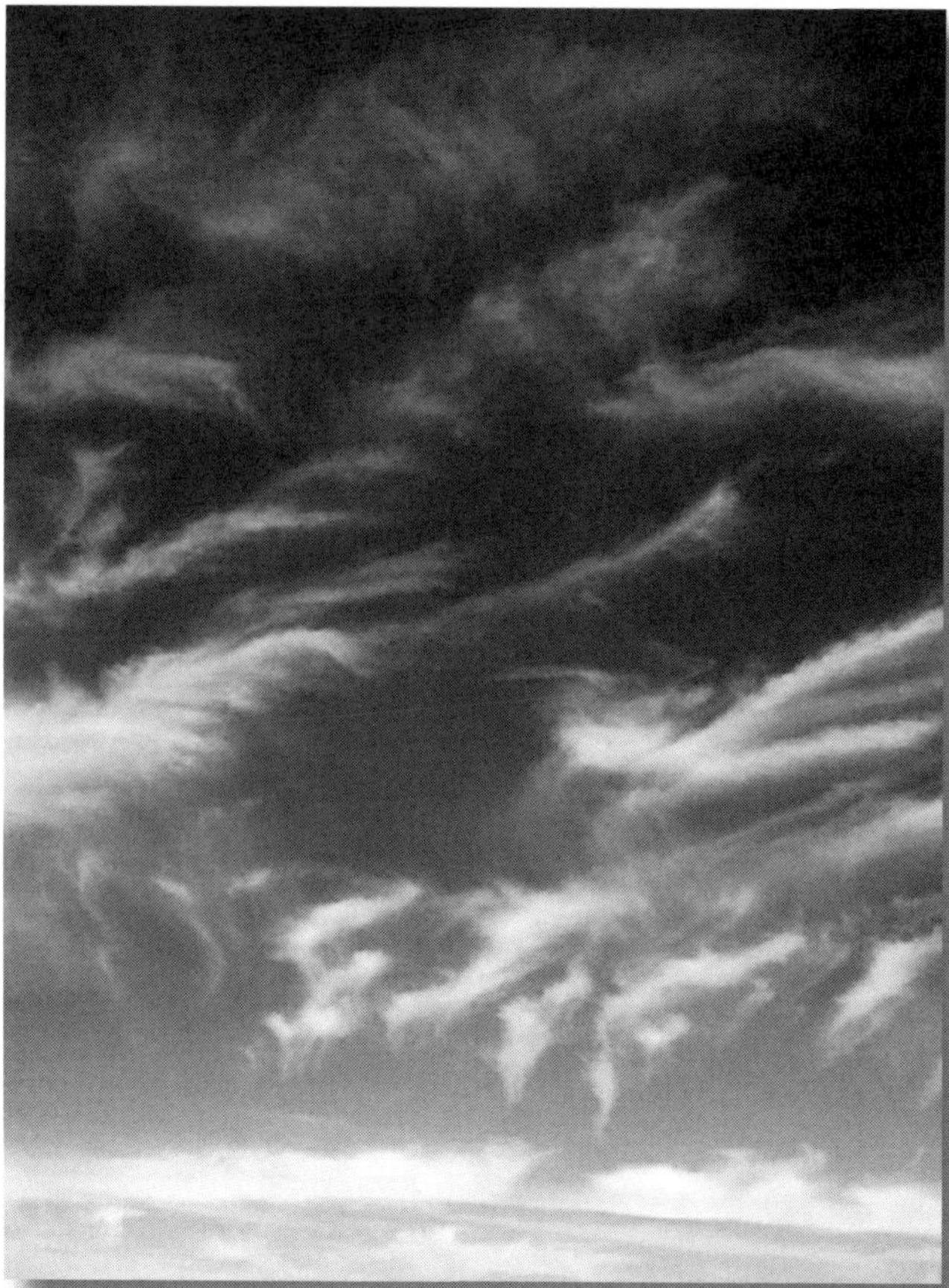

第２章

『丹田呼吸法』と『波動』

○『息』について

まず、呼吸について少しお話をしておきます。

呼吸をする目的とは、換気によるガス交換です。体内のガスである二酸化炭素などを吐き出して、新鮮な空気を吸うことで酸素を取り入れます。そして、その酸素を血液によって隅々まですべての細胞に送り届け、細胞の中のミトコンドリアの働きでエネルギーを作り出します。そのとき要らなくなった二酸化炭素を排出するのです。

これを繰り返しています。これが、無意識でおこなっている『息』なのです。

私たちは、この息を止めると生きてはいけません。

「いきる」とは「いきする」ということで、一番大切なことです。

ですから、寝ている間も、働いている間も、死ぬまでずっと息を止めることはありません。命の源は『息』することなのです。

私たちは、息をしているだけで生きていけるのですが、『息をする』という状態は、最低限の生命維持のためであって、それ以上の特別なパワーを生み出せません。

それどころか、『息をする』だけの呼吸では、肺は3分の1ぐらいしか使っていないため、次第に充分な換気ができず、酸素不足に陥り、血流が悪くなり、細胞の力がパワーダウンしていきます。

そこで、あなたの中に持っている、治癒力や免疫力、愛のちから、無限の可能性などの潜在的なパワーを充分に引き出すためには、『丹田呼吸法』が必要なのです。あなたが、自分の中に眠らせている素晴らしい『無限のちから』を目覚めさせることで、あなたの人生が大きく変化します。

では、その奇跡の呼吸法『丹田呼吸法』の真実を、じっくりとお読みいただきましょう。

○丹田呼吸法について

本書で理解していただきたいのは、なぜ、『丹田呼吸法』で人生が変わるのか？
というところなのです。

『丹田呼吸法』によって、何がどうなるのか？
その、メカニズムは何なのか？
ほかの呼吸法とどういう点が違うのか？
どのように実践をすればいいのか？

このような疑問点を含め、『丹田呼吸法』のやり方を解説していきます。

まず、基本となる丹田呼吸法の丹田ですが、『丹田』というのは『おへそ』から指の幅で４本分（約６～７センチ）下がったところ。下腹の中心のあたりです。

だいたいその周辺と考えてください。あまり難しく考える必要はありません。

その丹田に意識を集中して、徐々に凹《へこ》ませながら息を吐いていくのですが、そのとき私は、**『両手で丹田を押し込みながら、しっかりと吐いていく』**ことを指導します。

両手のひらの重ねかたは、女性は右手のひらを下に重ねます。男性は逆に左手のひらを下にします。

そして、丹田に重ねた両手で押し込むようにしながら、口から息を吐いていきますが、いきなり息を吐くことが難しいときは、軽く吸ってから吐くようにしても大丈夫です。

しっかりと丹田を押し込んで息を吐き切ったら、手の力を緩めます。

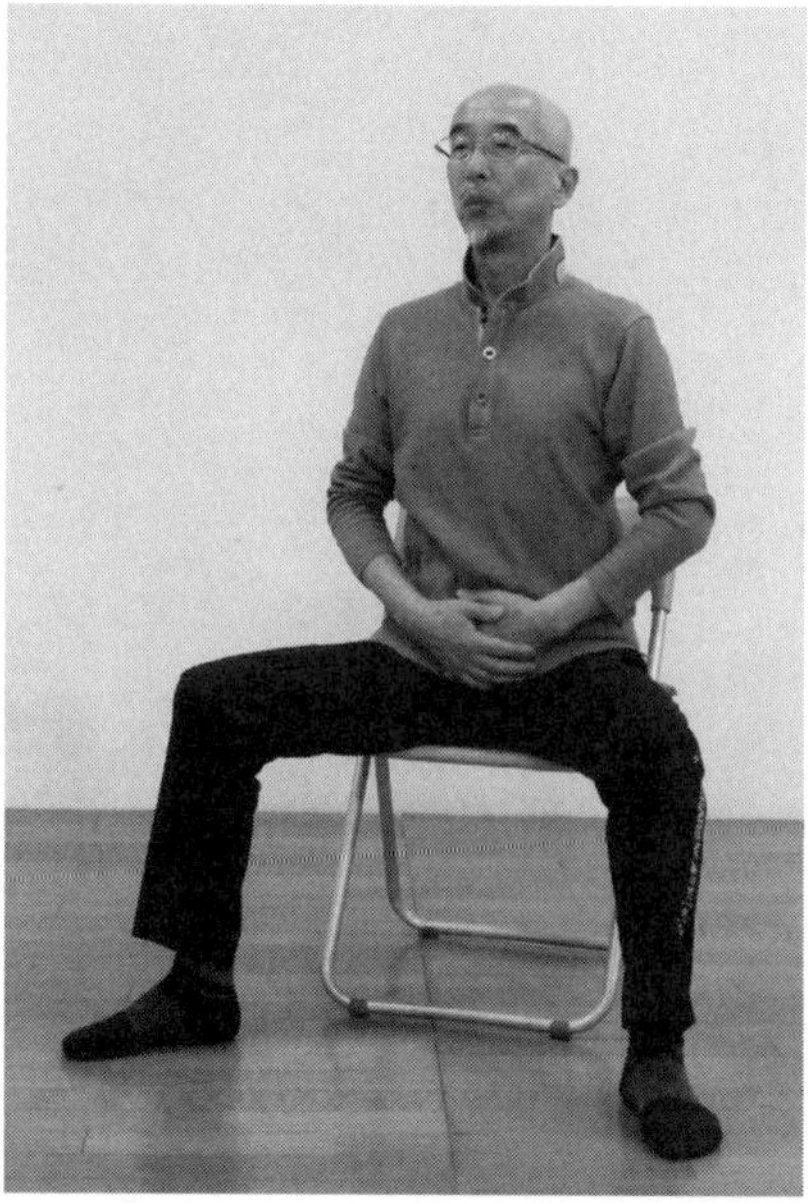

【呼気】吐く息：両手で丹田をゆっくり押し込みながら息を吐き、最後にしっかりと吐き切る。
【吸気】吸う息：手の力を緩めるとお腹が膨らんでくる。そのとき自然と鼻から息が入ってくる。

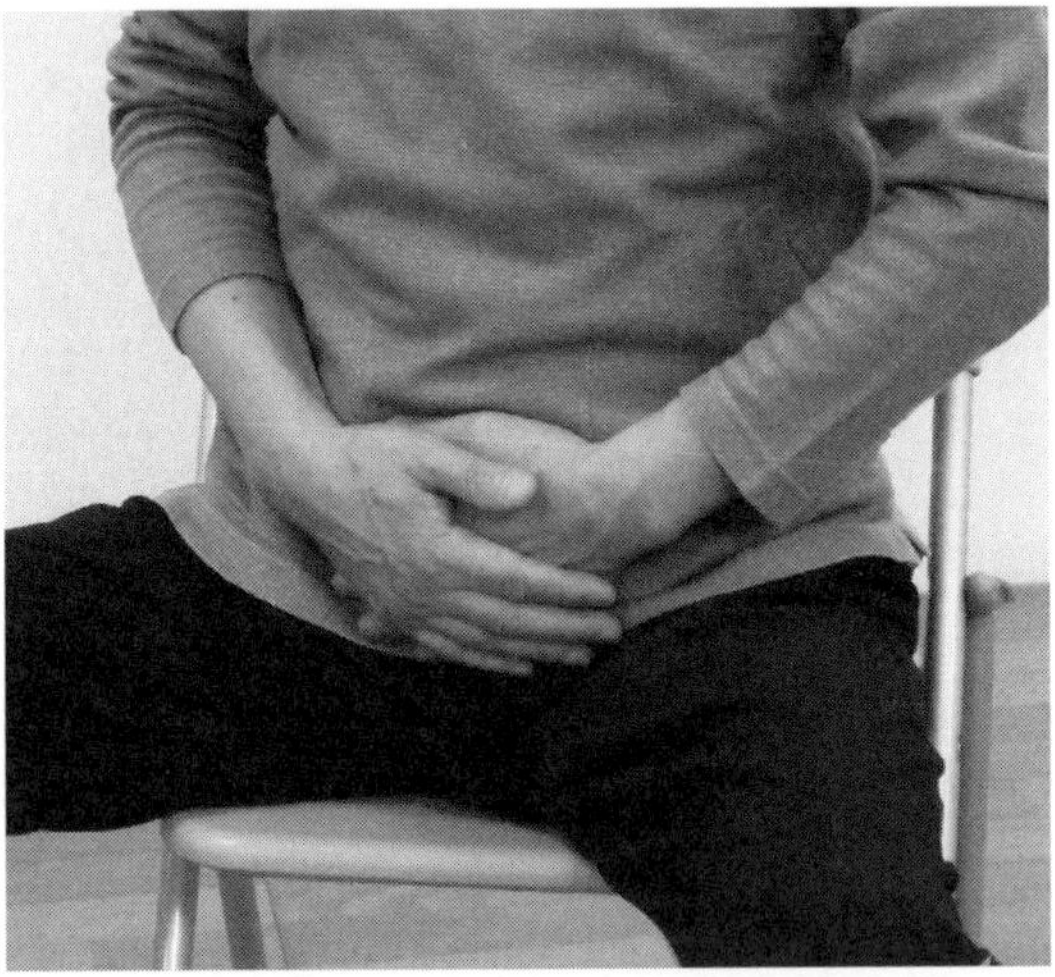

・丹田は「おへそ」から指４本分下のところ。
・女性は右手を下に、男性は左手を下に重ねる。

押し込んだ分のお腹が膨らみながら戻ってくるとき、口を閉じておくと、自然と鼻から息が丹田まで入ってきます。

ここで、

『自然と鼻から息が丹田まで入ってきます』

と、いうところがポイントです。

ムリに思いっきり吸おうとすると、肩が上がって、胸の上部の呼吸になってしまいます。これでは、充分に肺全体に満たせません。

丹田を意識して、押し込んだり膨らませたりしながら呼吸をすることで、肺の下にある横隔膜という筋肉を上下にしっかりと動かして肺全体に酸素を満たします。

当然、丹田まで入ってくるはずはないのですが、丹田を意識して、しっかりとポンプのように動かしておこなうことで、換気の効果が上がります。

先に出版した本の中で、丹田呼吸法をおこなう際に、『肛門を締める』ということを書きました。しかし、実践と指導をしてきた中で、肛門は締めても締めなくても、効果にまったく差がないことがわかりました。最近の私の気功教室では、肛門を締めておこなうことは指導していません。

それから、一般の他の呼吸法では、呼吸の度に『息を止める』というやり方もありますので、「吐いたあと、息を止めなくてもいいのですか？」と、質問を受けることがあります。これも、40年ほど前から私自身がいろいろ実践した中で、息を途中で止めることによって苦しくなったり、緊張が入ったりして逆効果になるケースが生まれることに気づき、丹田呼吸法においては『息は止めない方がいい』という結論にいたりました（＊「天空方命術」の実践の中に『丹田周クワット』というのがありますが、これは、おこなう目的が違いますので、途中で息を止めます）。

○手の重ね方と男女の違いについて

丹田呼吸法の、男女の手の重ね方についても疑問を持つ方もいらっしゃいますので、詳しく説明をいたしましょう。

丹田呼吸法のときの手の重ね方について、「なぜ、女性は右手が下で、男性は左手を下に重ねるのですか？」と、よく質問を受けます。これも、私が長年にわたって丹田呼吸の実践と研究をしてきた結果、男女の手の重ね方によって、気の流れ方に違いがあることがわかったのです。

これは、お雛《ひな》さまや、結婚式などの男女の並び方のようなものです。男性が向かって左に位置します（関東と関西では違う所もあるようですが）。

女性の右手と男性の左手で手をつなぐと、一番しっくりと気が流れるのです。手をつないで歩いている男女を見ると、ほとんどが男性の左手で女性の右手をつないでいます。これは、陰と陽の関係が働くからです。

右手は『陰』。左手は『陽』。男性の『陽』の手と、女性の『陰』の手がつながり、気がお互いを循環します。

さらに、合掌《がっしょう》は左右の手のひらを合わすことで、自らの陰陽合一をおこない、波動を整えることができます。


元来、女性の中心は『陽のエネルギー』なのです。

人間が誕生する際、胎内で受精してから8週間くらいまでは、X染色体の女性なのです。そこから、もしY染色体を持ち込んでいれば、男性に作り替えられていく訳ですから、生命の基本形は女性なのです。ですから、命の元《もと》の、愛の光のエネルギーが女性の中心を流れています。そこから作り替えられた男性の中心には陰のエネルギーが流れているということなのです。

陰陽論では、男性は『陽』で、女性は『陰』と分けられますが、これは物質的な見方でしかありません。


話を戻しますと、女性が丹田に右手のひらを下にして両手を重ねるのは、女性の中心の『陽』に対して、右手のひらの『陰』を向けることで、陰陽の合一をなしてエネルギーの循環を高めるということなのです。そして、男性はその逆になるのです。

両手のひらで丹田を押し込むことで、しっかりと吐き切ることもできますので、腹筋の弱い方でもやりやすく、丹田に意識を集中することにもつながりますから、非常に効果が上がります。

だからと言って、一度にたくさんおこなう必要はありません。両手を重ねてしっかりとおこなうのは、深くできれば2〜5呼吸くらいで充分です。

そして、電車の中や、周りに人がいるようなところでは、手を重ねずにおこなっても大丈夫です。そのようなときには、次に説明します『セロトニン呼吸』を実践してください。

細かいことを省いた基本的なポイントは、『丹田』に意識を集中して、『しっかりと息を吐き切る』こと。そして、お腹を膨らませながら『息が自然に入ってくる』ということです。

○セロトニン呼吸法について

丹田呼吸によって、しっかりと『換気』の丹田呼吸ができたら、そのあとは、緩やかに、心地よく、ゆっくりと丹田呼吸をおこないます。

このときは、両手を丹田から離して、手のひらを上に向けて、太ももの上に置きます。意識は丹田に集中させて、ゆっくりと心地よく息を吐きながら、お腹の力だけで軽く丹田を凹ませていく。そして、吐き切ったら、ゆっくりと、気持ちよく、お腹を膨らませながら、鼻から息が入ってくる。


このように、ゆっくりと、気持ちよく、丹田呼吸をおこなうと、脳内物質のセロトニンが増えてくるのです。

セロトニンは、感情ホルモンと呼ばれていて、ドーパミンやノルアドレナリンなどを安定させて、心を穏やかに落ち着かせてくれます。

心の穏やかさは、自律神経のバランスも整えて、内臓の働きや、健康状態の安定に

つながります。さらに新陳代謝が活性して、細胞が元気になり、波動のレベルも高まります。

このように、ゆっくりと心地よくおこなう丹田呼吸法を、私は『セロトニン呼吸法』と呼んでいます。

この『セロトニン呼吸法』は、瞑想の前には特に重要な呼吸法です。

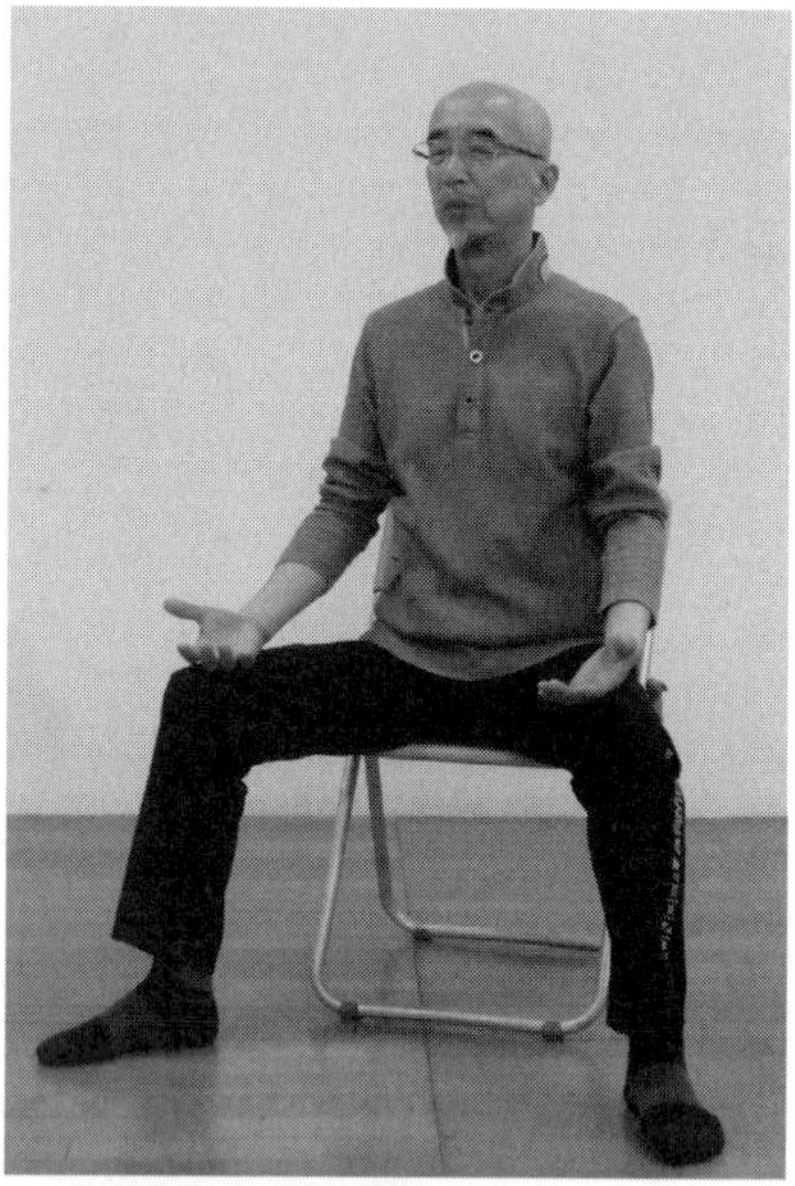

丹田呼吸を何度かおこなってから、両手を丹田から離して太ももの上におく。
【呼気】吐く息：軽く丹田をへこませながら、心地よく息を吐いていく。
【吸気】吸う息：丹田を軽く膨らませながら、気持ちよく鼻から息が入ってくる。
＊「セロトニン呼吸」は、心地よく、気持ちよくおこなうこと

天空方命術の丹田呼吸法も、セロトニン呼吸法も、実に簡単でシンプルなものです。

いつでもどこでも、実践ができますし、何の道具もいりません。おまけに、お金もかかりません。タダでできるのです。

かつて、お金のなかった私には、とても有り難かったです。その頃の私は、来る日も来る日も、ひたすら丹田呼吸をおこないました。これしかないと思って、できるだけたくさんおこなうようにしたのです。しかし、長時間続けていると、逆に体の方に緊張が起きてきたり、集中力が切れて眠気が出てきたりしました。

それで、**私は一度にたくさんしたり、長時間続けたりするよりも、短い時間で集中しておこない、丹田呼吸法が日常の習慣になるように鍛錬を繰り返しました。そうすることで、さまざまな効果や、驚くようなことが起き始めたのです。**

丹田を凹ませながら息を吐き、膨らませると息が入ってくる。ただ、それだけのことですが、それによって奇跡が起こる基盤ができあがるのです。

○なぜ『丹田呼吸法』で奇跡が起こるのか？

では、なぜ丹田呼吸法で奇跡まで起こるのでしょうか？

そのメカニズムを説明しましょう。


まず『奇跡』とは何かを理解していただきたいと思います。

本書には、『奇跡』という文字がやたらと出てくると思いますが、私が呼ぶ『奇跡』とは、「長年の夢が、突然叶った」「願望が思わぬ形で、実現した」「もうだめだと諦めていたことが、一気に展開が好転した」と言うようなことではありません。確かにそういったことも起こるのですが、『奇跡』というものの本質が根本的に大きく違うのです。

『奇跡』とは、あなた自身が生まれてきた意味や役目を知り、その使命を果たすことによって、想像を超越した『本質的な幸せ』にたどり着くことなのです。

その『本質的な幸せ』は、現実的な物質レベルの生き方では決して手に入れることのできない幸せですから、それが実現するということになれば、まさしく『奇跡』と呼べるものになるのです。

その**奇跡が起こるために必要なことは、「魂と完全につながって、魂の計画通りに生きること」**です。**それによって、「あなたの中心的なしくみが、宇宙の中心的なしくみとひとつにつながり、あなたの中の無限のパワーが最大限に引き出される」ということになるのです。**

それを満たすために欠かせないのが、『丹田呼吸法』と『感謝行』なのです。

丹田呼吸法をおこなうことで、中真に深く入り、魂とつながることができます。

そしてそこには『命の計画』があり、その計画があなたを通して実行されるのです。

あなたが夜、眠っている間は意識がＯＦＦになり、自律神経のコントロールのもとに完全に魂の計画とつながり、新陳代謝によって計画通りに修正されたり、作り変えられたりして、あなたは新しく生まれ変わります。

そして、その日に必要なパワーも、智慧も、心身のスタミナも、すべて充填されて最高の状態で、朝の４時に受け取れるように仕上げられます。

それを、あなたが4時半までに受け取ることができれば、後はその日一日を命の計画通りに、魂のちからがオートマチックに働いて、あなたを動かしてくれるのです。

要するに、**眠っている間に一日の計画が完全に組み立てられて完成する。それを、朝に上手く受け取ってしまえば、起きている昼の間に、完成された計画がそのまま実行される**ということなのです。

計画通りに起こる出来事は、あなたの予想をはるかに超えた現実として表れてきますから、**あなたも周りの人たちもそれを『奇跡』と実感するのです。**

ここでのポイントは、『眠っている間に完全に準備がされている』『朝に上手く受け取る』『後は、中のちからが働いてくれる』という点です。

そういう有り難いちからが働いてくれるのを、あなたが意識と心で邪魔をしないことが肝心です。

そのように、『内側のちからと、外側の現実』『見えないちからと、見える現実』『陰と陽』というような、二極に分離された状態を『丹田呼吸』でつなぎ、ひとつに融合させることで大きなパワーを生み出し、そこに展開されるさまざまな現象を通して、あなたは『奇跡』を体験するのです。

○呼吸と新陳代謝

丹田呼吸は、その名の通り丹田に意識を集中しておこなう呼吸法です。丹田は体の中心であり、エネルギーを集め、循環させる重要なポイントです。

その丹田に意識を集中させて、深くゆっくり呼吸をすることで、内側のガスの排出がおこなわれ、代わりに新鮮な酸素が細胞に供給されて、エネルギーが満たされてきます。さらに自律神経が安定して、心が穏やかになり静寂が広がり、セロトニンの効果も高まってきます。このようなとき、細胞の働きが活性して、新陳代謝を高めることにつながります。

新陳代謝が高まるということは、細胞がどんどん生まれ変わっていくということで、治癒力や免疫力が増し、回復力がアップして身体は再生され、元気になっていくわけです。このような改善のメカニズムを通して、健康面でも十分に奇跡を感じることができるのですが、体験してほしい奇跡はその先です。

細胞が死んで、そして生まれてくる。それを、毎秒５００万個の細胞が繰り返すのです。

細胞は、どんどん死んで、どんどん生まれてくるわけですが、実は、この死んでいく細胞に大きな意味があるのです。

あなたの60兆個の細胞のひとつひとつには、この宇宙の無限のエネルギーが詰め込まれていて、そのちからが身体の各部分の活動源となってくれています。

ひとつの細胞が、その部分で十分働いてくれた後、役目だけを終えて無限のエネルギーを持ちながら元に戻って行くのです。

こうしてあなたの身体から死んで離れていくときに、細胞は『個体』から元の『エネルギー体』へと戻るわけですが、**役目を終えた細胞が、あなたから解放されてもとのエネルギーに戻るときに生み出されるパワーが、強い『波動』となって奇跡を起こす源となるのです。**

私たちが生きているあいだ、ずっと細胞の新陳代謝が繰り返されて、波動を発していますが、最後に死を迎えるときは、ひとりの人間の『個体』が元の『エネルギー体』に戻る瞬間が来たということになるのです。

そのときには、最高の波動となって、地球に、この世に、放っていけるように命のエネルギーのレベルを高めて生きていくことが、見えない多くの力に生かされている私たちの使命なのです。

その高めた波動エネルギーや、命の本質を生きる精神が、子孫に残す最も大切な財産であると思うのです。

○『波動』について

あなたが意識するしないにかかわらず波動を発しているように、当然、周りの人も波動を発しています。動物や植物、それ以外にあらゆる物質からも波動は出ています。

気功の場合、引力や磁力など自然界で発生する物理的な力も『波動』と呼んだりします。

要するに、この世の中の空間は目に見えない波動で溢れているということなのです。そして、それらのエネルギーも『気』といえるわけです。

それぞれの波動には、周波数があり、お互いに関係し合っています。

それは、さながら通信機器の無線電波のように、お互いの機器の周波数をペアリングさせれば共有し合えるようなものです。

人間には、心の中の感情、意思や精神にも波動が生じます。そして、ほとんどが無意識の状態で波動が関係し合って、勝手にペアリング状態をつくってしまうので、ちょっと厄介なことも起こるのです。

どういうことかと言うと、あなたの心の中で感じていること、思っていること、考えていること、さらには無意識で習慣的に起こす「癖」というものも、周りの人や環境との関わりを作り出してしまう、ということなのです。**要するに、現実はあなたの心の中で作っているというわけです。**

不満を思えば、また不満を感じる現実を作り出し、

不安になれば、不安を作り出し、

人を嫌えば、またその人のことを嫌うような出来事を作り出していく。

すべては、あなたの中から発している『波動』の周波数に原因があるのです。ここが波動の注意点であり、この特性を上手《うま》く使えば『奇跡』のパワーにもなるというように『波動』は諸刃の剣《つるぎ》のようなものなのです。

波動を素晴らしいパワーとして味方につけるためには、『感情』のコントロールがとても重要になります。

感情のコントロールというのは、とても大変で難しいことなのです。そのために昔から人々は、心の葛藤を越えるために、また心の道を極めるためにいろいろな修行をおこなってきたのです。

天空方命術では『感謝行』という感謝の修行を説いています。その内容はあとで詳しく説明しますが、心のしくみのことをここで少しお話すれば、心の中から発する波動の周波数で、一番高い感情レベルは『喜び』と『感謝』なのです。心の中を喜びと感謝で満たしていれば、他の感情が入り込む余地がなくなり、やがてあなたの心から喜びと感謝があふれ出るようになり、その波動が周りに広がり影響を与え、あなたや周りの人たちも喜びと感謝を実感するような出来事が次々と起こり始めるのです。

このように、あなたが周りの悪影響を受けず、逆に周りの人に素晴らしい影響を与えていけるようになることが望ましいのです。

丹田呼吸によって新陳代謝を高め、常に波動のパワーが増している状態で、心の中を『喜びと感謝』で満たしていれば、周りの人や環境に対して、あなたが与える影響は非常に強いものになります。

波動というのは、パワーの強さによって影響を与え合い、お互いの命の目的を果たすために、あらゆる関わりを起こします。それが、さまざまな出来事となるのです。ですから、魂の流れに乗って、命の目的に向けて進むのか？　それとも、周りの流れに流されてしまうのか？　大きく分かれてしまうのです。

一生懸命頑張っていても、ついつい呼吸が浅く小さくなっていると、波動のパワーが落ちて、気がつかないうちに周囲の影響を受けて流されてしまうような人が多いのです。

丹田呼吸をしっかりおこなっていても、夜更かしをしたり、睡眠が十分でなかったりすると波動が落ちます。また、意識が自分勝手なエゴに傾いているときも、波動は悪くなります。不安や心配、愚痴や不満の心の状態のときも波動は落ちます。

ですから、丹田呼吸法と合わせて、心のコントロールの仕方をぜひマスターしていただきたいのです。

私が伝える『丹田呼吸法』は、ダイエットや美容、健康などを目的としているのではなく、『自分』という存在の素晴らしい意味と価値を知り、与えられた命の目的を

果たして生きることができるためのものです。ですから、この『丹田呼吸法によって本質的な本当の幸せをつかむことができるのだ』ということをわかっていただきたいのです。

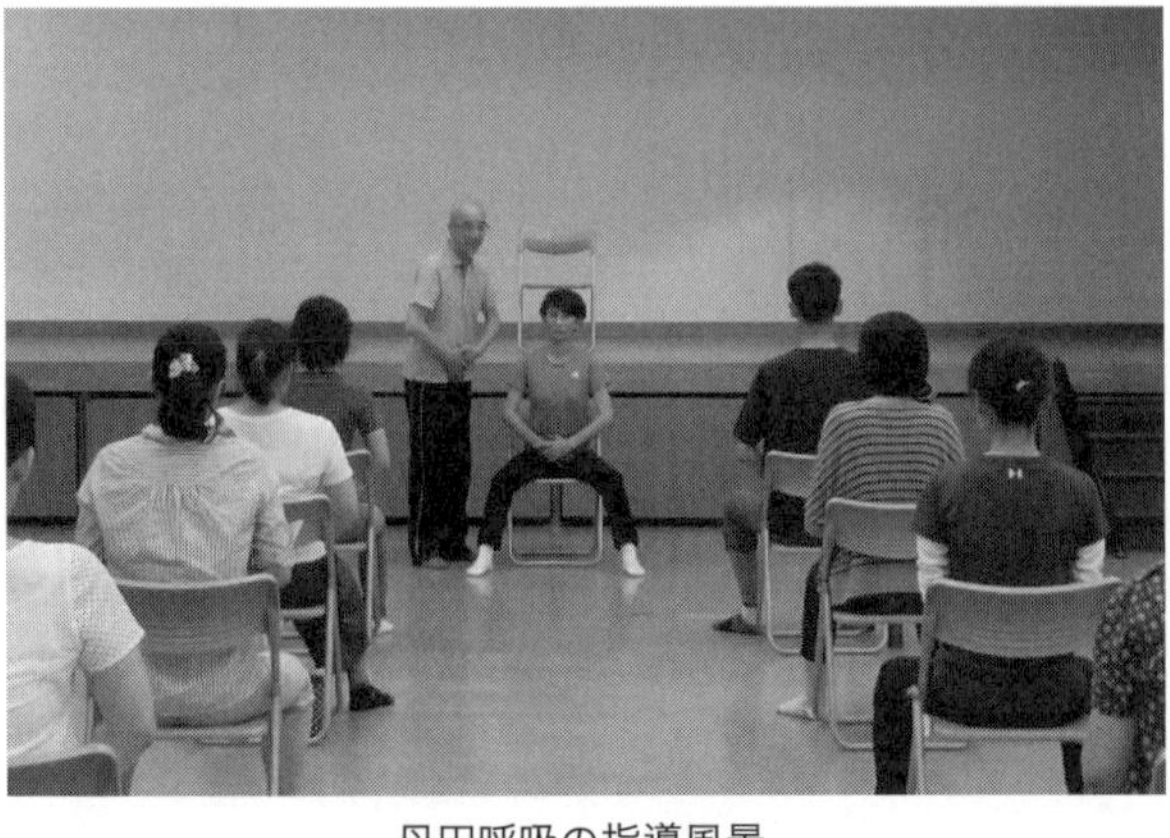

丹田呼吸の指導風景

第３章

『感謝行』

○『真の感謝』について

丹田呼吸のことをいろいろとお話ししてきましたが、同時に大切なのは、心のコントロールであるということも、波動の説明で理解していただけたと思います。

そして、本書でいうところの『奇跡』は、一般的に思われているような奇跡とは随分と違いがあるということです。

『奇跡』は、あなたのために起こるのではなく、魂の計画を実行していく中で予定通りに起こる現象をあなたが体験するとき、それを『奇跡』と思えてしまうということなのです。

魂は、ある計画の元『あなた』という導倶《どうぐ》をつくり、最高の状態に仕上げ、その中に計画を達成するための方法や智慧やパワーを詰め込んで、この地球に誕生させました。魂からすれば、あなたはとても素晴らしい最高傑作であり、最高の自信作なのです。さらに、あなたのところには、どんどんと宇宙からエネルギーが届き、あなたを進化成長させるために、常にパワーを高め、新しいバージョンにアップさせようと働いてくれているのです。

そんな素晴らしい力と一体となるとき、あなたを通して発揮される力は、計り知れないパワーとなって、あなたの想像を超えた現実を引き起こすのです。

それを『奇跡』と呼びます。その奇跡は、あなたの意志や願望を超越したものとなるのです。これが、天空方命術における『奇跡』の定義です。

丹田呼吸によって、その素晴らしい力とひとつにつながると、中心から溢れてくる感情は『感謝』しかありません。大切な感謝は、このように中心で感じる感謝なのです。

人から受けた親切に対してや、いろいろな場面でのお礼の意味の「ありがとう」という感謝も当然あるのですが、**天空方命術でいう『真の感謝』とは、生かされていることに対しての、溢れてくる本質的な『感謝』のことなのです。**

丹田呼吸で深く中真に入り、『命の基本軸』に流れる素晴らしい「愛と光」を感じるとき、それを誰の中にも、どのような場面にも感じることができるようになります。

そこまでに感謝を極める修行を、天空方命術では『感謝行』と呼びます。

○『感謝行』について

丹田呼吸によって命の基本軸とつながり、自分の中に流れる「愛と光のエネルギー」を感じ、生かされていることの『喜び』と『感謝』が溢れてくる。そして、誰の中にも同じ「愛と光」を感じることができる。どのような環境や、出来事の中にも「愛と光」を観ることができる。

心が、常にそういう状態になっていると、波動の周波数の一致性によって、あなたの周りには、具体的に感謝できるようなことが次々と起こり始めるのです。

しかし、心を常にそのような感謝のレベルにまで本当に極めることができるのだろうか？　と思われるかも知れません。確かに容易なことではないと思いますので、『感謝行』という感謝を極める修行としたのです。

丹田呼吸の実践を深めて『感謝』に対しての確信を持ったとき、この修行はとても重要なことだと実感するでしょう。しかし同時に、あなたにとって簡単なことだとも思えるはずなのです。なぜならば、これによって自分のすべてがわかる。これによって自分の可能性が引き出される。これによって生まれてきた意味と目的がわかる。そして何よりも、これによって、知りたかったことのすべての真実がわかるからです。そんな修行法が、『丹田呼吸』と『感謝行』だったとわかってしまったのです。そして、その修行法は特殊でもなく、特別な方法ではなく、実に日常的で、シンプルで、誰にでもできるものなのです。

　ですから非常に簡単な方法ですが、これが意識と心と肉体の究極の修行法なのです。

その**究極の修行である『感謝行』は、先に説明したように表面的な言葉だけの感謝の励行ではなく、丹田呼吸によって命の基本軸とつなぎ、そこから感じられる生かされていることの喜びと感謝にいつも満たされ、そして溢れていて、怒りや憎しみ、不安や心配などの他の感情が入り込む余地がない状態にまで、心を極めることが目的なのです。**

　この修行法は、滝に打たれたり、山にこもったりするような荒行、苦行ではなくて、日常の生活や仕事の上でかかわるさまざまな出来事の瞬間、瞬間が、まさに心の修行の時なのです。むしろそれは、人里離れて山にこもるよりも、厳しい修行といえるかも知れません。逃げることのできない状況に置かれることは、その人にとって一番の苦行となるわけですから。

そのようなときも、**誰かに助けを求めたり、神に救いを求めたりしなくても、あなたの中にすべての問題に対する「答え」があるのです。**

これであなたも、「答えのあるところがわかった」「それを見つける方法もわかった」「そこだけに向けて集中して進めばいい」「誰にでも日常的にできることだ」「あとは実践するだけ」と思えるはずです。

○「有り難う御座居ます」という感謝の極意

感謝の言葉といえば、誰でも「ありがとうございます」と言うでしょう。

エネルギー的にも非常に響きのいい言葉です。

漢字で書くと、「有り難う御座居ます」と書いたりします。

日本語というものは、とても素晴らしくて、言葉にも、文字にも、意味にしても、すべてに波動として伝わります。よく『言霊《ことだま》』と言ったりしますが、言葉に出さなくても、頭の中でその言葉を想念するだけでパワーを持ちます。

どちらかというと、言葉に出さない想念のパワーの方が、実は波動としては強いのです。『言霊』は一時だけのものですが、言葉に出さないその想念パワーは無限のパワーとなります。

素晴らしい感動は、「言葉にできない」ものです。

言葉にできるものには限りがありますが、言葉にできないものは無限です。

「有り難う御座居ます」とは、言葉にできないほどの感謝の気持ちなのです。

『有り難う』は、『有《あ》る』が『難《がた》し』ということですから、「なかなか無い」「滅多にない」「この上ない」ことの意味です。

『御座《ござ》』は「おざ」「ぎょざ」とも読み『貴人の席』『特別な場』のことです。『居《い》ます』は「あります」「その状態です」という意味にもなりますから、「有り難う御座居ます」は『滅多にない状態です』『この上ない最高の気持ちです』という意味になります。

また、「有り難う」は、『難《なん》』が『有《あ》る』と書きますから、『難』が『有る』から「有り難い」ということなのです。

「どのような問題が生じても、その難題が自分を成長させてくれるのだ。その『難』が『有る』ことに感謝する」――それを『まるごと感謝』といって、どのような出来事に対しても、いちいち意味を詮索せず、辛いことにも、苦しいことにも、無条件ですべてに『まるごと』で『感謝』するのです。

それは、普段から丹田呼吸で深めて、中真につながり、そこにはいつも命の計画が通っていてその筋書き通りに生かしてくれているということが、基本的にわかっているから、どのような出来事にも『まるごと』で『感謝』できるのです。

心が常に「有り難う御座居ます」と感謝の状態にあるとき、波動のパワーは、その人の中で最大の精神の力となるものです。

心の中真に『感謝』の軸をしっかりと立てているかどうかで、人間としての精神のレベルに大きな開きが出てくるのです。

中真に、感謝軸が立っていれば、根っこがしっかりと伸びて、中真心軸も命の計画としっかりつながり、あなたの魂が計画を実行する完全な導倶となって動かされていきます。そのときあなたは、「何か大きなちからが守ってくれている」「いつも、目に見えない何かが後押しをしてくれている」と感じながら、流れに乗って進んで行くことができるでしょう。

りに心の中に『感謝』を満たすことで、あなたから発する波動は『シータ波』になります。

○シータ波の状態

『シータ波』とは、睡眠時や深いリラックス状態のときに出る脳波です。周波数は4～8Hz（ヘルツ）の非常にゆるやかな波形です。完全に深く眠っているときはデルタ波になっています。

深く眠りに入っているときは、完全に意識がOFFになり、さまざまな思考や、心の感情に邪魔されることがないので、新陳代謝などの生命活動が盛んに働いてくれています。そのときには、魂からのコントロールや、宇宙のエネルギーとも完全につながっていて、命の計画が順調に実行されています。

そして、その働きが最も盛んになるのが夜中の0時～2時の間です。あなたが夜眠っている間に、魂によって計画が完成されます。要するに、**寝ているあいだに計画通りの『現実』が出来上がっているのです。**

そして、完成した計画通りの『現実』を、いったんバラバラに分解して、あなたが受け取れる状態に薄めてくれて手渡されるのが、朝の４時くらいなのです。

おわかりいただけるでしょうか。要するに私たちが眠っているあいだに『現実』は完璧に作られて、分解された現実の要素を受け取り、目覚めてからの一日の中で再現されていくということなのです。

ここで大事なことは、眠っている間に作られる『現実』は、「完璧である」ということです。そして目覚めた瞬間は、その完璧な現実のすべての要素を受け取っているのです。それが、経過していく時間の流れの中で、意識や心によって外側に組み立てていくのです。

例えれば、内側に完成した素晴らしい家を、いったんバラバラに分解して、あなたが住める外側の世界にまた組み立て直して移築するようなものです。

そのとき魂は、内側に建てた通りに外側にも完璧に再現してくれるのですが、あなたが意識と心で邪魔をしてしまい、計画通りの完全な家が建たないのです。住んでみると、必ず不具合が生じてくるのです。つまり、予定通りに行かないのは、あなたに原因があったのです。

もし、あなたが自分の内側の家に住むことができれば、外側の家は難なく速やかに完成するのです。

『あなたが、自分の内側に住む』とは、『シータ波』の状態で外側の意識と内側の意識をつなぐことで、それは可能になります。

寝ているときはシータ波で、完璧に無意識になっています。このときが内側の完成された家に住んでいる状態です。あなたは完全に魂の計画の中にいます。

目覚めてからもこのシータ波の状態をキープできれば、起きている昼のあいだもずっと計画通りに完成された家に住んでいられるわけです。

では、起きているあいだも『シータ波』の状態をキープするためにはどうすればいいのでしょうか？　それができればもう人生は完璧です。

○睡眠で大切なのは『起きること』

眠っている間は、あなたの脳波はデルタ波か、シータ波です。ウトウト目が覚め始めるとアルファー波になり、完全に目が覚めてしまうとベータ波の状態です。

睡眠時のシータ波からウトウトし始めるアルファー波との境い目を、私は『アルファーシータの周波数』と呼んでいます。脳波でいうと7Hz～9Hzくらいでしょうか。要するに、意識が内側から外側に、潜在意識から顕在意識に切り替わる境い目です。よく夢を見ているのもこの領域です。

この『アルファーシータ波』のときが、内側の現実を外側の現実に引き出してくる最高のタイミングなのです。

魂も、朝の4時くらいに引き渡すようにしてくれています。ですから4時～4時半くらいまでに**目覚めて、内側で完成された計画をしっかりと受け取ることが、まず大切なことなのです。**

『朝を制するものは、人生を制する』という格言の如く、朝を最高の状態で目覚め

て、完成された計画をうまく受け取る。それを毎日繰り返していくと、必然的に魂の計画、あなたの命の計画がそのまま日常の中に反映されてくるのです。あとは、その流れに乗って進むだけです。

以前私は、朝の5時に起きることを推奨していたときもありました。既刊の『心のちから』の本の中でも、「できるだけ夜は11時～12時に寝て、朝は5時～6時までに起きましょう」と書きました。しかし、近年のセミナーや講座では、シビアに夜の10時～10時半までに寝る。朝は4時～4時半までに起きる。この『10時～4時の睡眠法』の重要性を伝えています。しかし、仕事や家庭の事情でどうしても10時半までに寝るのは無理だという方は、その重要性を理解しておいていただき、休みの日などに実践することをお勧めします。

『10時～4時の睡眠法』の実践が可能であるにもかかわらず、だらだらと夜を過ごして、朝をギリギリまで寝ていることは、内側の無限のちからと分断して生きていくことになり、自ら問題の原因を毎日作っているといえるのです。

眠っている間の内側の仕事を、魂たちにスムーズにおこなってもらうためには、０時までに完全にシータ波からデルタ波の最適な状態にすることが大切です。それを逆算すれば夜の10時〜10時半までに就寝することがベストということになるわけです。

そして、就寝のときの心の状態も重要になります。イライラしていたり、不安になっていたり、心配ごとなどを就寝時の心の中に持ち込まないことです。

そういう心の状態は、非常にストレスを強く受けていることになるので、周波数を乱した状態で寝ることになります。すると、寝ている間も深い眠りにならないで、内側の仕事の邪魔をすることになります。

寝る前までパソコンやスマホを使っていたり、テレビを見ていたりすると、脳が興奮状態か緊張状態になっているので、眠っている間も疲れが取れずに、朝の目覚めのときも体が重いのです。

今、私がこの原稿を書いている時間は、朝の５時10分です。今朝も４時過ぎに起きて、朝の食事をして、車で20分くらいのところにある『ようのき療整院』に来て、掃除を済ませて、とても美味しいコーヒーを淹《い》れて、最高の時間と空間の中でこの原稿を書いています。

早朝に原稿を書いていると、魂が私を使って書き出します。自分の頭を使う必要がないので、非常にはかどります。

朝のエネルギーを利用すると、自分の力以上のものを生み出します。そして、その力とひとつになって、今日一日を生きていくのです。

ぜひ、皆さんもこの素晴らしい無限の力とひとつになって、毎日を生きてください。すべてに感謝が溢れて、人生がパラダイスになります。

『丹田呼吸』と『感謝行』、そして『10時〜4時の睡眠法』が命の計画を実行するための基本であると覚えておいていただきたいと思います。

次章では、自分の魂とつながり、命の目的通りに生きていくための、日常での実践法をお話ししていこうと思います。

第４章

『日常の実践』

○丹田呼吸の習慣

私たちが生きていく上で、最も注意を払わなければならないことは、「常に、命の基本軸とつながっているかどうか」だとお伝えしました。

『命の基本軸』は、私たちの中真を通っていて、自律神経のバランスや、心の安定に大きく関わり、免疫力や回復力を高め、病状を改善させたり、病気になりにくい体をつくったりするので、健康面でとても重要な軸になっています。

実はそれだけではなく、**新陳代謝の働きで発する波動の状態によって、人生の流れまでも大きく左右するのです。ですから、『命の基本軸』とつながっているかどうかということは、それほど大切なことなのです。**

その『命の基本軸』とつなぐためにおこなうのが『丹田呼吸法』であると、ここまで説明をしてきました。けれども、わかっていても実際には、普段の仕事やいつも通りの暮らしの流れに流されて、忘れてしまうことが多いようです。

そうすると、やがて身体が疲れてきたり、精神的に落ち込んできたりして、結局ストレスによって呼吸が浅く小さくなってしまい、エネルギーの消耗が増してきて体に痛みや病状が出てきてしんどくなったり、波動が悪くなって仕事や生活面で辛い状態に追い込まれたりしてきます。そうなってから慌てて丹田呼吸を始めても、すぐには効果が出ません。疲れやストレスが蓄積しているときは、緊張がとても強くなっているからなのです。

心と体に『緊張』を持ちながら、丹田呼吸をおこなっても、内側とつながりにくいのです。そのまま何度も繰り返すと、余計に緊張を高めて逆効果になりかねません。ですから、問題が現れてから慌ててエネルギーを補うためにおこなう丹田呼吸ではなく、日頃から常に内側の『命の基本軸』としっかりつなぐための丹田呼吸を習慣にすることが大切なのです。

習慣化するためには、まず丹田呼吸の必要性と価値をしっかり理解して、「この丹田呼吸で人生が変わるのだ」「丹田呼吸で本当に奇跡が起こるのだ」「これで、すべての答えが得られるのだ」という思いに至り確信を持つことが大切です。義務的におこなうだけとか、ただ何となくかたちだけおこなう丹田呼吸では、少しの換気にはなっても意味のないものになります。

「朝の起きたときと、夜の寝るときに集中しておこなっています」という方もいらっしゃいます。その時間にするのはいいのですが、丹田呼吸は一度にたくさんしても、やり溜めは効きません。ですから、どんな時間でも、どんな場所でも、自然と丹田呼吸をおこなっているようになるまで『習慣』にして欲しいのです。

そのためには、はじめは意識的に仕事の合間や、電車の中、車を運転しているときに赤信号で止まったとき、テレビを見ていてコマーシャルになったとき、さまざまな合間を使って丹田呼吸をおこなうようにしていくと、やがて無意識に丹田呼吸をしているようになっていきます。

○丹田呼吸の本当の意味と目的を知る

天空方命術の原点ともいうべき丹田呼吸の本当の『意味』と『目的』を知れば、あなたは丹田呼吸をおろそかにはできないでしょう。

私たちがおこなう『呼吸』というものには、実に神秘的なメカニズムとパワーがあるのです。それは、実に緻密に計算されていて、筋書き通りに進められているのです。

その呼吸のリズムが、見えない大きな力たちと『息を合わす』ことができたとき、内と外、見えない側と見える側、本質と実態、縦の流れと横の流れ、天と地、そして、あなたとあなた自身の魂、というふうに今まで分離させていたものが、ひとつにつながり融合するのです。

そのとき、内側に秘めていた力が高まり、能力を最大に発揮することができるのです。それはすべて、生まれ持った『約束ごと』を果たすためのメカニズムなのです。

人間は、「生まれる前の約束ごと」である『命の目的』を、生まれてしまうとすっかりと忘れてしまっています。忘れてしまうといけないから細胞の遺伝子の中に書き込んできたのに、その書き込んでいることさえも忘れてしまい、思い出すことすらできなくなっています。

そして、生きていくことに必死になって奔走しているのです。その努力も大切なことですが、本来の生まれてきた目的とは違うものです。

生まれてきた目的に向かっていない以上、エネルギーは無駄に消耗することになり、経験だけが蓄積されていきます。この世に実績だけを積み上げる人生になるのです。それは、後世に名を残すことになるかも知れませんが、必ずしも『命の目的』を達成したとは言えません。世に名を残したとしても『本当の幸せ』を手に入れることができたとは限らないのです。

人は、人生において『生まれる前の約束ごと』を思い出し、その『命の目的』に向けて人生を歩み、予想外の経験を通して人知れずこの世に影響を与え、地球のために役目を果たしていく。その過程の中で大切な多くのことを学び「命を知り」「感謝を知り」「愛を知り」、そして『本当の幸せ』をつかむことができるのです。

その幸せは、ひとりだけのものにとどまらず、必ず周りにも種となって蒔かれて、人々の心の中に『愛の化学反応』を起こし、それぞれの『生まれる前の約束ごと』に

気づき始める人たちが増えていきます。そして、その人たちを通しても地球に愛のエネルギーを送り、共に命の目的を果たしていくのです。

名を残さずとも、しっかりと役目を果たし愛と光のエネルギーを残していきます。

『丹田呼吸』には、これほどの意味と目的があるのです。

このことを理解しておこなう丹田呼吸が、天空方命術の『丹田呼吸』なのです。

○意識の持ち方・横の意識から縦の意識へ

『丹田呼吸』の深い意味や目的を知っていただきましたので、習慣的におこなう丹田呼吸も短時間で効果の高いものになるはずです。

その効果は、肉体的にも現れてきます。慢性的な症状の改善、抵抗力や免疫力の増加など、特にそれらを望んでおこなわなくても、結果的に効果として現れてくるのです。そういうことも嬉しいことです。

しかし、人間は健康になったり、事がうまくいくようになったりしてくると、ついつい日常の流れに流されて、丹田呼吸も忘れてしまいます。そして、起こる出来事の表面的な価値観だけで良し悪しを判断し、社会のストレスの渦に巻き込まれてエネルギーを消耗させてしまうのです。そしてまた、さまざまな症状や悪状況を引き起こす結果に陥るのです。

このような状況になって、やっと丹田呼吸を思い出して慌てておこなうのですが、ストレスが溜まってしまうと、肝心の丹田呼吸がなかなかうまくできないのです。

そのために、丹田呼吸を習慣的におこなえるように深い意味と目的を理解してもらったわけですが、**丹田呼吸によって無限の力と融合して高めたエネルギーを日常的に発揮させていくためには、普段の『意識』を縦の『垂直意識』にしていることが重要**なのです。

横の意識は、一般的な思考です。物事の決定や評価を、目に見える表面的な情報だけを捉えて判断します。そうやって、人や物の価値や優劣が決まっていきます。普通の社会的な意識です。その、横の意識の流れの中で、高評価や結果を出すために、皆さんは努力をするわけですが、そこにさまざまな凝り固まった価値観や先入観、さらには固定されていく観念が入り込み、流れを悪くしていく原因になっているのです。

縦の意識の『垂直意識』は、魂の計画通りに目的に向かっている魂の意識です。その意識は、私たちの中真を縦方向の垂直に通っています。

私たちは、『縦』の魂の計画で生まれてきて、『横』の時間の流れで生きているのです。横の時間の流れにはいろいろな流れと絡み合い、いろいろな出来事が生じます。それらの出来事に対して、『縦の意識』で対応していくと、すべては魂の計画通りに処理されていくのです。

予定外の出来事が、予定通りに解決していくのです。

『問題』と思えたものが、実は『答え』であったことに気づかされるのです。

出来事を『横の意識』では『問題』と捉え、『縦の意識』では『答え』と捉えるのです。もともと縦方向に流れる『垂直意識』の中には『問題』はないのです。そこに流れるのは『光』なので、『影』が生じません。私たちは、そのすべての『答え』となるエネルギーで生まれてきて、生かされているのです。

ですから、意識が中真を流れる『垂直意識』とつながっていれば、横の流れの現実の世界で生じる問題と思うことが、病気であろうが、仕事であろうが、お金であろうが、恋愛であろうが、家族のことであろうが、将来のことであろうが、その他どんなことであっても、その問題は素晴らしい『答え』に変わるのです。

結局、あなたが縦か横か、どちらの意識で生きるかで、人生が大きく変わります。

『問題』は『答え』だと言い切っているのは、すべての出来事は命の計画に沿った天空の配慮であり、『出来事』の中身はすべて『愛』でできているからなのです。

○揺れない心『中真心軸』

『縦の意識』『垂直意識』『本質的意識』『魂の意識』『超意識』というふうに、呼び方はときどき変わりますが、すべて同じ中真の意識のことを表現しているのだということをご理解ください。

普段、私たちの思考が働く意識は、『横の意識』『表面意識』『物質的意識』『顕在意識』などと表現しています。

私たちは、ついつい自覚できる意識だけを働かせ、いろいろと考えて判断したり、行動をしたり、話をしたりしています。そのとき同時に無意識のところで働いているのが『心』です。この、意識と同時に無意識で働いてしまう『心』が問題の種になるのです。

心は『感情』の入れ物です。喜怒哀楽のエネルギーが入っているのです。

日常の、ひとつひとつの行動や出来事に、いろいろな『思考』と『感情』がくっついてしまうのです。『考えた』『結論を出した』『行動する』という動きの中で、まず思考が働きます。

マイナス思考だと、「これでいいのだろか？」「うまくいかなかったらどうしよう」となり、プラス思考なら「なんとかなるさ」「きっとうまくいくぞ」というように、思考がプラスとマイナスの二極で働きます。そして、同時に『感情』も乗ってきます。「ハラハラドキドキ」「ムカムカ」「イライラ」などのマイナス感情や、または「やったー」「ラッキー」「ワクワク」のようなプラスの感情が現れます。

こういう思考や感情が現れるのは、ごく普通のことなのです。しかし、こういうプラスとマイナスの思考や感情は、振り子の重りを少しずつ揺らしていくと次第に大きな揺れとなっていくように、やがてはさまざまな問題を引き起こすことになるのです。それは、感情の『揺れ』によって軸が中真から外れ出していくからなのです。

私たちの心の中真の軸には、命の目的に沿ったすべての計画が通っています。それは、素晴らしいパワーであり、智慧であり、すべての『答え』なのです。その答えが通っている中真のところを『中真心軸』と呼んでいます。

あなたの心の中真には、健康も、豊かさも、智慧も、愛も、生きるために必要なすべてが満たされています。

ところが、感情の揺れによって、中真からズレていくと『欠乏感』や『不満』などの現れとして「寂しさ」「羨ましさ」「競争心」「意地」「欲望」などが出てきます。それらは、すべて『エゴ』の現れなのです。

内側に必要なものはすべて『ある』ということに気づかないで、外側ばかりに気を取られ、比較したり、優劣をつけたり、勝ち負けや損得勘定で価値をつけてしまう。そして、欠乏感や劣等感、失望感などが心の中を支配する。さらには不安感が高まり、エネルギーは消耗する一方になって、よけいにそういう感情を抱くような現実を引き起こすことになるのです。

また、ここで気をつけなければならないことは、喜びや感動などのプラスの感情によっても『揺れ』は生じるということです。

「うまくいった」「勝った」「成功した」「合格した」「儲かった」などの『嬉しい』『喜び』の感情は、確かにプラスのエネルギーなので悪い波動ではないのですが、有頂天になって喜び過ぎると、これも『プラスの揺れ』となって、心の振子を揺らして不安定にして、次にマイナスを呼び込むのです。結局、プラスとマイナスで心は振子現象を起こして、いつまでも心は安定しないわけです。

しかし、振り子がどれだけ揺れても、軸は揺れていません。その軸が『感謝軸』なのです。

ですから、**プラスでもマイナスでも揺れない心の『感謝軸』をしっかりと立てておくことがとても大切になります。**

○『中真心軸』はパワーの発動機

ここで、『中真』と『中心』の説明を加えておきます。これは、あくまでも天空方命術における解釈です。

『中真』は、軸や柱の芯棒となる中心線を指します。筒状のような形状のイメージで、言ってみれば鉛筆の芯が通っているところです。

『中心』は、領域や空間の中心点を指します。円や球体をイメージしたその中心ということです。

ですから、エネルギーの『流れ』を話しているときは『中真』となり、エネルギーの『源』を話しているときは『中心』と呼ぶことが多いのです。

そのようなイメージだとご理解いただければありがたいです。

では、話しを戻しましょう。

日常の暮らしや仕事の中では、直接的にも間接的にも常に出来事の連続です。直面する出来事だけでなくても、目にすることや、耳に入ってくることのさまざまな情報も、頭の中では出来事になっています。ですから、何もしていなくても、出来事の中で私たちは暮らしています。ということは、常にさまざまな周波数や波動の影響を受けながら生きているわけです。

直接的に起こる出来事なら、修練を積んでくると感情をコントロールすることも可能なのですが、間接的に入ってくるものは不意を突かれるので、心の対応が遅れてしまいます。そうすると、知らず知らずに正体のわからないものに影響を受けて、「何に落ち込んでいるのかわからないけど、落ち込んでいる」とか、「何かわからないけど、イライラしている」と、いうような心の状態になり、結果的にそのようなことが具体的な現象として起きてしまい、またその影響を受けて、さらに落ち込んでいくという負の連鎖にはまっていくのです。

そして心の軸の揺れは、気温や湿度、気圧などの影響も受けることになります。さらには、満月や新月のときの引力の関係も働いてきます。これらの影響によって気分を害したり、身体の調子を悪くしたりします。

しかし、**『中真心軸』をしっかりと立てて、感謝を満たしていると、悪影響を与え**

るような現象も、すべてを愛と光のパワーに変えることができるのです。

いろいろな出来事で、社会や周囲の人々がどれだけ乱れたり、揺れたりしていても、まったく影響を受けていないところがあります。それは、心の中真の一点です。

渦が回転していても、中心には全く動いていない一点があります。昔のレコード盤が回っているのを思い出しても、真ん中の一点は回っていません。

心の中にも、周りに振り回されない中真の一点があるのです。

そこは、縦の流れと横の流れの交わる、ゼロの原点です。その中真の一点のゼロの領域は、時間が止まっている静寂の世界です。

そこに向けて丹田呼吸をおこなうのです。そうすると中真心軸がしっかりと立ち、常に心の中を『感謝』で満たすことで、周りの影響を受けず、逆に周りに影響を与えることができるようになるのです。

『中真心軸』を垂直に立てていれば、周りの周波数や波動は中真に流れ、中真の一点の『ゼロの領域』は、すべてを呑み込み、愛と光のパワーに変えるのです。

○鉛筆状態になること

中真心軸がしっかりと垂直に立って、心が揺れることなく感謝で満たされていると、その中真の真ん中に芯棒のように『命の基本軸』がまっすぐに通ることになります。それを『鉛筆状態』と、私は説明しています。

鉛筆の芯は、ご存知のように鉛筆の真ん中を通っていて、先から出ているから字を書いたり絵を描いたりできるわけです。要するに、鉛筆としての役目を果たすのです。芯の通っていない鉛筆は、単なるの細い木の棒です。

鉛筆の中真に芯が通っていることで、鉛筆としての最高のパフォーマンスができるように、あなたの『中真心軸』という『心棒』の中真に、『命の基本軸』という『芯棒』がしっかりと通っている状態になっていれば、あなたとしての最高のパフォーマンスができるのです。

しかしここで大切なことは、鉛筆のパフォーマンスは、鉛筆の意志によっておこなわれるのではなく、鉛筆を持っている人の意志によっておこなわれるということで

す。その鉛筆によって書かれる素晴らしい文章も、描かれる素敵なデッサンも、それは鉛筆の能力ではなく、書き手側の能力であるということなのです。

それは当たり前のことですが、ここが気づいて欲しいとても重要なことなのです。鉛筆は、常にきれいに芯の先を削り準備をしていれば、持った人がその鉛筆を使って能力を発揮し、文字や絵という素晴らしいかたちに現してくれます。

それと同じように、あなたも常に怠ることなく必要な準備ができていれば、無限の力を持つ魂があなたを使ってくれて、命の目的通りに最高のパフォーマンスをしてくれるのです。

でもそれは、あなたの意志とは関係ないということです。あなたの自分勝手な意志が、魂のおこなう計画の邪魔をしてしまうこともあるということを覚えておかなければなりません。

魂は、あなたを使って素晴らしいパフォーマンスをしようとしています。それを、『実行してもらえる最高のあなたであるための必要な準備』を、本書で詳しくお伝えしているのです。ぜひ、日常の生活で心掛けて、実践をしていただきたいと思います。

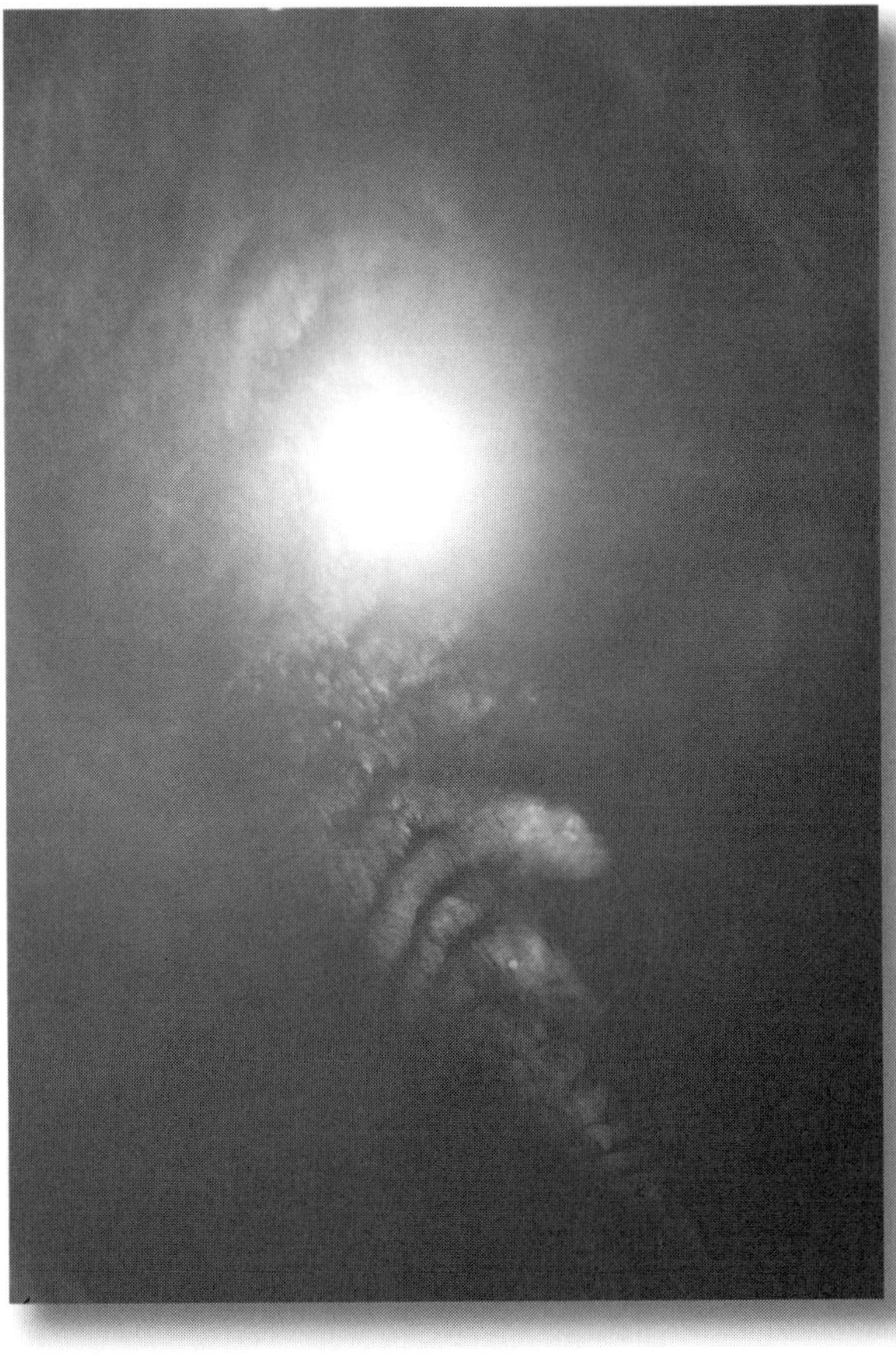

第５章

『ゼロの領域』を生きる

○『ゼロの原点』と『宇宙基準』

『ゼロの原点』は、始まりでもない、終わりでもない。
過去でもなく、未来でもない。
そこにあるのは、ただ静寂と進化の広がりだけです。
そして、その領域を純粋に『愛』と呼びます。
渦が回転していても、まったく動いていない中心の一点。
心の中にもある、周りに振り回されない中真の一点。
そこは、縦の流れと横の流れの交わる、ゼロの原点。
時間が止まっている静寂の世界。
そこから生まれ出て、そこに戻っていく、命の原点。
あなたが、あなたとして存在しうる源のところ。
すべての答えと導きがある、無限の宝庫。
そこに向けて丹田呼吸法をおこない、静寂の中から溢れてくる感謝に心の中が満た

されていれば、中真心軸がしっかりと立ち、周りの影響を受けず、逆に周りに『愛と光』の影響を与えることができるようになるのです。

『中真心軸』を垂直に立てていれば、周りの周波数や波動は中真に流れ、中真の一点の『ゼロの領域』は、すべてを呑み込み、愛と光のパワーに変えるのです。そして、その波動が周りに広がっていきます。

ゼロの原点とその領域は、言葉で説明しきれないのですが、伝えるとすればそのようなところです。

丹田呼吸と感謝行によって、常に魂とつながり、命の目的通りに生きていくことができるのですが、先述したように、暮らしや仕事の中で起こるさまざまな出来事によって、常に心は揺れ動かされ、意識も上がったり下がったりするものです。

それだけではなく、この世的に生きれば、どうしても『足し算』『引き算』をしながら生きてしまいます。物事を「善悪」や「損得」で考えながら判断していたり、自分の思い通りに「いく」「いかない」で駆け引きをしていたりするものです。

そうして生きていくうちに、神経をすり減らし、エネルギーを消耗させてしまい、結果的に問題が生じてくるのです。

自分を基準に物事を考えたり、判定したり、人を指導したりすると、そこには必ず摩擦が生じてきます。

それは、あなたの基準となる軸が中真の『ゼロの原点』に入っていないからなのです。

『ゼロの原点』の基準は、「あなた基準」ではなく、『宇宙基準』です。

『宇宙基準』の基本軸は、『愛』なのです。

『愛』は、増えたり減ったりしません。

命の中真は『愛』です。すべての物質の中真も『愛』です。みんな同じ『愛』でできています。それが『宇宙基準』です。

ですから、人間関係というのは『愛』と『愛』の関係なのです。

「自分基準」で考えると、合うとか合わないとか、好きとか嫌いとか、上手くいくとか、いかないとか……というような気持ちが出てきます。

『宇宙基準』で見れば、「良いも悪いも愛」なのです。「上手くいくも、いかないも愛による現象」なのです。「あなたは私で、私はあなた」なのです。すべて、必要な関

係で、大切な存在だとわかるのです。

そうすれば、自分をいたわるように相手にも思いやることができるし、自分の考えだけを押し通そうしないで、相手の意見も尊重して受け入れられるようになるのです。

そのような『宇宙基準』で暮らすために、『ゼロの領域』で生きることが大切なのです。

この章では、あなたが『ゼロの領域』を生きて、『宇宙基準』となれるように、日常での取り組み方をお話ししていきます。

○『智訶羅《ちから》』と『陽訶璃《ひかり》』について

「光」や「力」のことを話すとき、私は物理的な意味ではなく、本質的な意味を表現して話します。

「光」は、単なる明るさの光ではなく、その「光」には意志があり、役目を持ち、宇宙空間の星と星、生命と生命の情報を伝達するために飛び交っている無限のエネルギーの流れを天空方命術では『陽訶璃《ひかり》』と表現して呼んでいます。

そして、宇宙を創造し、すべての素となっている素粒子である『愛』が『陽訶璃』によって、宇宙空間を循環しているわけです。

「力」も、単なる物理的で直接的な力ではなく、ひとつの力が多くの力と反応し、関わり合いながらひとつの目的を果たしていく力のことを『智訶羅《ちから》』と呼んでいます。

『智訶羅』は、「全知全能の無限のパワーで、この世のすべてを網羅する」という力のことです。

『智訶羅』は、宇宙の神々、精霊、ご先祖や命のエネルギーたちなど、すべて見えない存在です。そのエネルギーたちは、同じ目的を持つチームとして集合し、『智訶羅』となり、『愛』と『陽訶璃』が、魂の計画の元で『あなた』を作り出し、そのあなたの中で素晴らしい『智訶羅』が働いているのです。

見えない智訶羅たちの「あなたのチーム」の中で、あなただけが『姿』を持っています。あなたは、この世で計画を実行するために姿を持ったチームの代表なのです。

『愛』と『陽訶璃』と『智訶羅』。これが、あなたを作り出したすべてなのです。

それらをひとつに融合させるのが、『丹田呼吸』と『感謝行』なのです。

素晴らしい智訶羅のエネルギーたちは常に、あなたの内側で完璧に計画通りの『現実』を創造してくれています。

○無為自然《むいしぜん》

素晴らしいエネルギーたちが完璧に創り上げてくれている『内側の現実』をそのまま『外側の現実』とすることが、こちら側に生きているあなたにとってとても大事なことだということが、かなりおわかりいただけてきたでしょうか。

そのための『丹田呼吸』であり、『感謝行』であるということなのですが、ここで普段の精神的心得として大切なことをお話しします。

それは、**『無為自然《むいしぜん》』という精神状態です。これは、丹田呼吸を深めていくことによってたどり着く精神的な中真の領域のところ**です。

第3章の中でも書きましたように、眠っている間に作られている『現実』は、完璧なのです。そして、目覚めた瞬間はその完璧な現実のすべての要素を受け取っているのです。それが、経過していく時間という流れの中で、意識や心によって外側に組み立てていくのですが、このとき内側の『見えない領域』と、外側の『見える領域』をつなぐのが『丹田呼吸』なのです。

深夜眠っている間に完璧に作り上げられた、精神と肉体、そして筋書き通りの現実を、朝の４時30分に受け取り、それを外側の世界に再現させるために引き出してくるのが『丹田呼吸』ということなのです。

それほど丹田呼吸の効用は重要で素晴らしいものなのです。

内側の完璧な現実を、外側に反映させるのはとても努力が必要なのですが、外側の世界から、内側の世界への干渉は非常に簡単におこなわれます。要するに、目の前の出来事に対して速やかに心は反応して、感情的に揺らいだり、肉体的に症状が現れたりします。そして、意識もプラス思考になったり、マイナス思考になったりしてしまいます。そのように『外』から『内』へは、つい心は無防備になっていて、隙《すき》だらけであるから出来事の波動の侵入は容易なのです。

どれだけ心の中を「喜びと感謝で満たしている」と思っていても、つい相手のしていること、言っていることに苛立ったり、落ち込んだりします。また、自分のおこなったことの結果によって、がっかりしたり、後悔したり、また喜び過ぎて有頂天になったりすることもあるのです。

このような状態だと、内側から外側へのアクセスは完全に分断されて、外から内への一方通行になってしまい、物質的なものに振り回され、本質的なものが見えなくなって意識と心と肉体がバラバラになり流れも悪くなってしまいます。

しかし、そんなときでも**内側の中真には『完璧なあなた』がいる**のです。

その『完璧なあなた』が、そのまま現実レベルに反映して表れてくればいいのです。

『完璧なあなた』とは、『すべてにおいて豊かなあなた』です。命の目的通りに生きて、役目を全うし、愛に満たされ輝いて、人生のすべてにおいて充実した豊かな状態です。その姿は、あなたの本来の姿なのです。

あなたに係わる陽訶璃や智訶羅は、あなたの姿を通して事を為《な》します。要するに、あなたの姿で計画を実行するわけです。あなたの姿は、多くの見えない命のエネルギーたちや、神々の顕《あらわ》れなのです。

だから、あなたを『完璧』な状態であるように常に支援して、さらに進化、成長、発展を促してくれるのです。その作業は、深夜に新陳代謝と共に活発におこなわれ、完成され、あなたが目覚めた後も中真の一点の『ゼロの領域』で、完璧な姿のあなたは存在しています。

その『ゼロの領域』にいる完璧な自分につながるためには、まず丹田呼吸を深くおこないます。意識を丹田に深く深く沈めておこなえば、心も次第に穏やかに鎮められていきます。まったく雑念や思考が消えてしまっています。

そして、中真の一点である『ゼロの領域』にたどり着いていきます。

なぜ、そこが『ゼロの領域』だとわかるのかというと、そこで感じるのは、ただ『静寂』です。それまでのさまざまな思考が消えています。心の中にも何の感情もありません。周りの影響をまったく受けていない状態であることに気づきます。ただあるのは『静寂』だけなのです。その『静寂』が広がっているところが『ゼロの領域』です。

『ゼロ』とは、何も無い『無』ではなく、すべてを満たす『空』の領域のことです。その『静寂』の正体は、実は『陽訶璃』と『智訶羅』なのです。宇宙の空間と同じです。宇宙空間は、真空で何も無い空間のように見えて、実はすべてを創り出す無数の見えない素粒子で満たされています。

宇宙は、見える天体の星々よりも、何もないように見える静寂の宇宙空間の領域の方が重要なのです。その素粒子たちは、生命を運び、さまざまな情報や智訶羅を伝達しているからなのです。私たちの、脳や心の構造と同じ仕組みなのです。

このように、**丹田呼吸を深めていくことでたどり着いた『ゼロの領域』**が、**『無為自然』という精神状態**なのです。

『無為自然』とは、「何も為《な》さないが、実はすべてのことを為《な》している状態で、あるがまま自然体で生きる」という意味のことです。

人為的、作為的に事を為《な》すのをやめ、内なる流れに任せて、自然体で生きる。そうすれば、中真からの智訶羅があなたを計画通りに運んでいくことができるのです。

結局、内側の無限の完璧な智訶羅の働きを邪魔していたのは、あなたの余計な考えや行動だったということなのです。

しかし、この『無為自然』は、中真のゼロの領域とつながっていない人が、「単なる我がままで自分勝手に何もしない」ということとはまったく違いますので、付け加えておきます。

○上善如水《じょうぜんみずのごとし》

中真心軸をしっかりと立てて、丹田呼吸をおこない、中真から溢れる感謝に満たされ、静寂の中で、ゼロの領域にたどり着き、『無為自然』の境地に至る。そうすれば、命の目的の流れに乗っていきます。

しかし、「何も為《な》さない」といっても、私たちは生活もするし、仕事もする。人と会って話もするし、行動もする。何もしないで生きていくことは当然できません。そういう日々の暮らしの中のいろいろな場面での出来事や状況に対して思考や感情が働きますから、とても『無為自然』な状態を保つことなんて困難だと思われるでしょう。

でも、どのようなときでもあなたの中真には、命の目的に向けて計画通りに進めていく『流れ』が通っています。その流れに乗って任せていけば、川の流れに無抵抗で流れていく木の葉が、激流でも岩と岩の間をすり抜けながら海まで流れ着くように、あなたもどのような問題があっても、その流れは答えを表わしながら間違いなく命の目的地まで運んでくれるのです。

そのようにして、命の流れに乗って生きていく教えに『上善如水《じょうぜんみずのごとし》』というものがあります。

『上善如水』とは、老子の言葉です。最高の人生のありかたは、水のように生きることである。水は、ありのままであり、自分の存在を主張することもなく、ただ低いところへ流れていく。そして、どのような形の中にでも自然に収まる。丸い入れ物には丸いなりに、四角い入れ物には四角のままに逆らうことなく入ります。

これを天空方命術で表現すれば、「**命の目的通りに従い、魂がおこなうままに自然体で流れに乗って進み、先のことを心配せず、結果を気にせず、目の前のことに集中して、すべてに喜びと感謝で日々を生きよ**」ということになります。

魂の計画や、自分の中の素晴らしい『智訶羅』を信じて、流れに任せて、人の嫌うようなこと、避けたがるようなことでも、心から喜びと感謝を持って、笑顔でコツコツと根気よく対応している。そんなときは、周りの目や評価などをまったく気にせず、結果も求めていない。何も「求めず」「望まず」「願わず」それこそ『無為自然』の精神状態になっているのです。

『エゴ』や『我欲』が完全に消えて、心は無色透明になっているのです。それは、魂や見えない智訶羅に対する全幅の信頼の顕れであるのです。

無抵抗で流れに乗って進めば、最短ルートで『幸せの海』にたどり着くのです。そこで味わう喜びは、予想をはるかに超えたものなのです。

目の前のことに執着せず、命の目的の達成に執念を持てば、何を優先にして生きるべきか、どのような心でいることが大切か、ということがわかってくるのです。そうなると、あなたはいつも素直で謙虚で、まわりの誰に対しても尊敬と感謝を向けていることでしょう。

そのようなあなたには『すり鉢原理』という法則が働き始めます。

○すり鉢原理

では、『すり鉢原理』とはどういう原理かというと、**あなた以外の周りのすべての人々を、あなたよりも高い位置に置き、そしてあなたは、周りで一番低い『すり鉢の底』にいるという関係をつくることから始めます。**すると、周りのすべての人は、あなたの先生であり師匠となる。どのような人からも学ぶことや、気づかされることがあり、必要な答えをもらうことになる。そして、一番低い底にいるあなたのところに愛と陽訶璃のエネルギーが流れ込んでくる。という原理なのです。

ここで重要なのは、「周りのすべての人々」という点です。好きな人も嫌いな人も、良い人も悪い人も、親や兄弟、夫婦（相手）、子供、友人……要するにすべてです。**何の役にも立たない意地やプライド、こだわりを捨てて、どれだけ純粋な愛ある精神になれるかということが大切です。**

年齢の上下、経験や能力の優劣に関係なく、すべての人を自分よりも高い位置に置くというのは、相手をすり鉢の上の縁に置くイメージです。そうすると、あなたは自然とすり鉢の底に居ることになります。

自分を卑下してへりくだるのではなく、中真のゼロの原点に入って周りの人を見れば、どのような相手でも中真の愛と陽訶璃の素晴らしさだけが見えます。そして、あなたはそのエネルギーを受け取ることができるのです。

しかし、相手に対して腹を立てていたり、恨んでいたり、バカにしていると、この原理は働きません。


あなたは、「あなたの人生」というドラマの主人公なのです。

あなたに関わる人たちは、親も子供も、仕事の関係者も、友人知人も、みんな魂の書いた筋書き通りの台本を手にして演じている共演者の皆さんなのです。ですから、あなたにとって苦手な人や、腹の立つような人は、そういう役を演じてくれているのです。嫌われ役の名演技です。そういう人こそがあなたのドラマに必要な人物です。あなたをレベルアップさせてくれる人なのです。

中真に入ると、魂の書いた台本が読み解けます。

「なるほど、この人が私にたくさんの気づきを与えてくれている。反面教師となって教えてくれている」と思えたとき、あなたが否定的に見ていた人に対しても、心から愛おしくなって感謝が出てくるのです。そうすれば、その人はあなたの「先生」ということになり、すり鉢の上に上がります。

この『すり鉢原理』を実践している人たちは、本当に人間関係が驚くほど改善したと言っています。会社の上司との関係、部下や後輩との関係、家庭での夫や子供との関係などにさまざまな変化が起こるのです。

「今までいかに自分を基準に考えていたのか、なんと狭い心で見ていたのかと痛感しました」

「初めは、何であんな人に感謝しないといけないの？　と思っていましたが、広く大きな心で見れば、すべてが私にとって有り難いことだとわかりました」

というような感想をよく聞きます。

『すり鉢原理』の実践は、自分をレベルアップさせてくれて、本来の自分の中の智訶羅を引き出してくれるのです。そして、気がつけば「すり鉢」は、いつの間にかひっくり返って「伏せ鉢」になって、底にいたあなたは逆に一番上にいるのです。そして、今度はあなたがみんなをレベルアップさせて、引き上げていくのです。

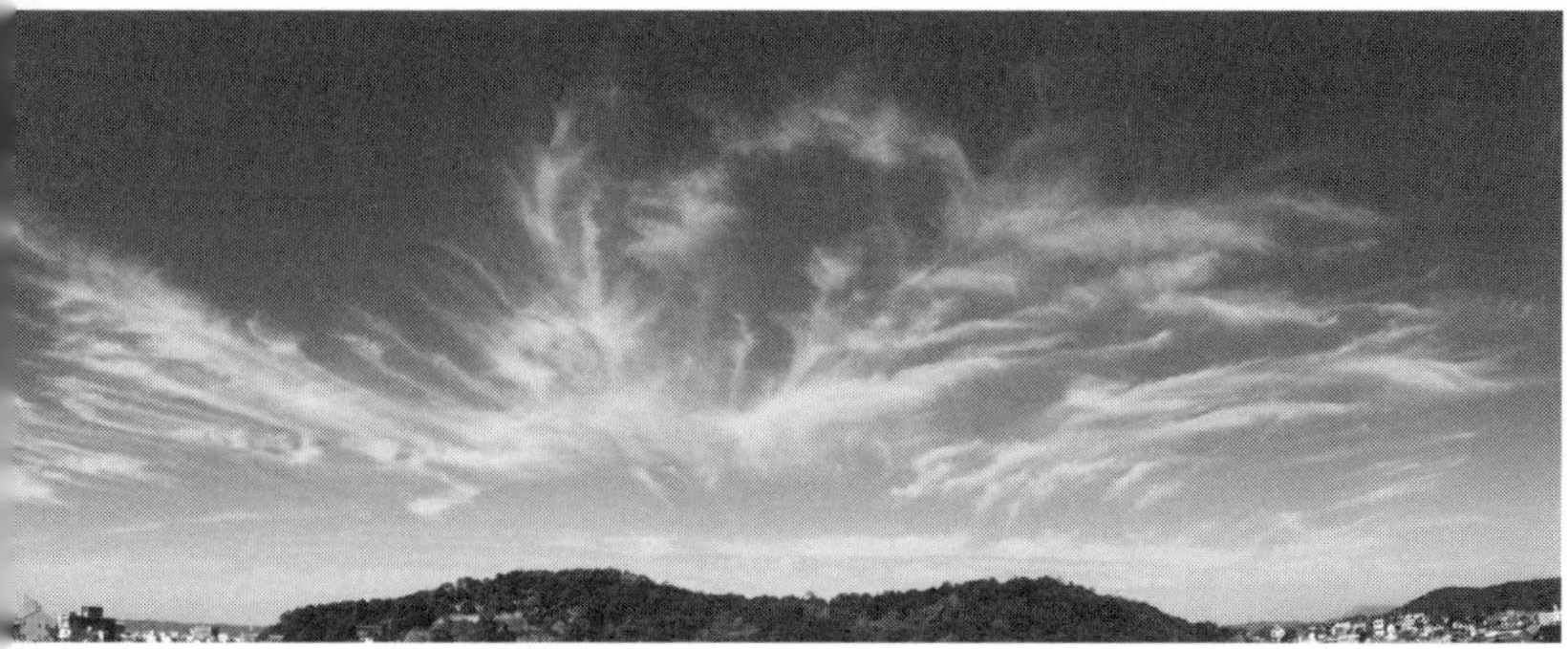

『すり鉢原理』は、こうしてあなたもあなた以外の人々も、取り巻く環境も、そして地球も、すべてのエネルギーの次元を上昇させることになるのです。

この原理は、後の章で話す『引き上げの法則』につながっていきます。

○愛の餅まき原理

『すり鉢原理』をご理解していただければ、続いて『愛の餅まき原理』というお話をさせていただきます。

「愛の餅まき」という表現は、ちょっと滑稽に思われるかも知れませんが、大切な意味があります。

「餅まき」という風習は、最近では少なくなりましたが、地方によって「餅投げ」や「餅拾い」と呼んだりする所もあるようです。上棟式や祭りのときのイベントとして古くからおこなわれてきました。

餅まきは、「餅をまく側」と「餅を拾う側」に分かれます。「餅をまく側」は、餅をついたり、餅をこねたり丸めたり、努力をして餅をつくります。そして、「餅をまく側」は拾うことはできません。誰が拾うかも知ることもできません。ここが重要なのです。

『無為自然』『上善如水』『すり鉢原理』などお話をしてきましたが、これらはすべて

『丹田呼吸』と『感謝行』の実践が習慣的にできていて、『ゼロの原点』に向けて生きているということが前提での話でした。

そうやって、日常の暮らしや仕事をおこなっていると、あなたは周りの誰よりも明るく、元気で、感謝が溢れ、先のことを心配せず、結果を気にせず、他の人と比べず、目の前のことに集中して、どのようなことにも喜びを持って頑張っていくでしょう。

その「頑張り」が、『天空貯金』に積み上げられていきます。

『天空貯金』のことについては、拙著『命の真実』の中に書いていますので詳しい説明は避けますが、要するにあなたが努力したことに対して受け取った報酬や、相手からの見返りが十分でなかったとしても、手に入らなかった分は『天空貯金』に積み上げられているという内容です。

インターネットの話に例《たと》えを替えるなら、あなたの努力は天空の『クラウドサービス』にエネルギーとして保存されるようなものです。そしてそこでは、他の努力した人のエネルギーも集まってきて『すべて』というサーバーに『無限の智訶羅』として誰でも共有できるエネルギーで保存され、そしてさらに進化（バージョンアップ）していく。
その『天空クラウド』のサーバーに蓄積されたエネルギーは、結果がでなくても努力している人、頑張っている人、喜びと感謝で暮らしている人のところに降り注いでいく。これが『愛の餅まき原理』なのです。

あなたの頑張ったことが、自分の結果に現れなくても、この同じ空の下のどこかで頑張っている見ず知らずの人の幸運になっているということなのです。

誰かが幸せになっても、あなたの幸せとして『すべて』では共感されます。

あなたは直接に実感できなくても、すべてのところでは『共有』できているのです。　あなたは『すべて』なのです。

今までのことを振り返って見てください。あなたにも、少なからず幸運や偶然のような出来事もあったでしょう。それは、どこかで誰かが積み上げてくれた『愛』と『陽訶璃』のエネルギーを受け取っていたということなのです。

あなたひとりの頑張りが、多くの人の「幸せ」になって撒《ま》かれていく。小さなことの頑張りの積み重ねなのです。「幸せ」は頑張っている人に平等に与えられるのです。

あなたが受け取れなくても、誰が受け取っても「幸せ」は同じなのです。自分だけが、人よりもたくさん「幸せ」を手に入れたとしてもそれは「幻の幸せ」に過ぎず、流れのバランスを悪くして循環が起きず、永遠に満たされることはありません。

『愛の餅まき原理』を実践する人が世の中に増えてくると、惜しみなく頑張る人が増えて、愛に満たされ豊かな世界になり、国同士の争いもなくなり、平和な時代を迎えるようになるでしょう。

『愛の餅まき原理』は、「幸せ」は平等に与えられている宇宙の共有財産であるということを教えられる原理です。

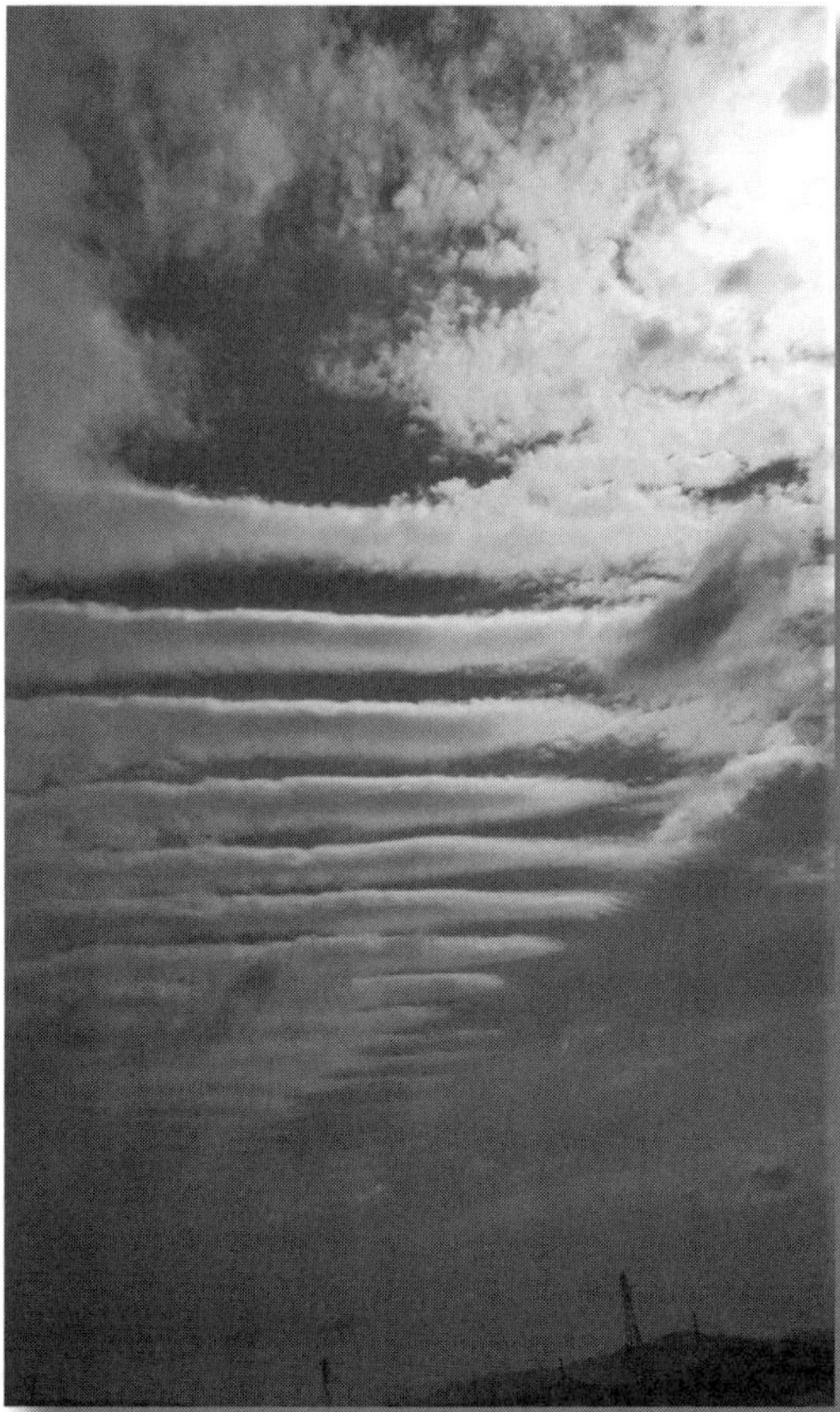

第6章

あなたの『進化』のために

○『今から』を受け取る

ここまでこの本を読み進めてきたあなたは、かなり『呼吸』や『感謝』に対して深い関心をお持ちの方なのでしょう。単なる美容や健康目的だけでは、ここまで読み進めていただけないと思います。

私のところの「ようのき療整院」にお越しになる方も、初めはさまざまな治療や悩みの相談で来ていても、それが解決した後もお越しになり続ける方が多いのです。そして、『気』や『呼吸法』について学び極めようと気功教室や講座などを受講し、やがて『命の目的』に向けて修練を積んでいきます。

そして、健康面でも、仕事や生活の面でも、大きく変化していくのです。そういう方と改めて話すと、「最初に『ようのき療整院』に来た目的は何だったかと忘れてしまうくらいです。あれほど悩んで苦しんでいたことが、今では小さなことになっているし、あれは単なるここにたどり着くための「きっかけ」にしか過ぎないことだったと思えます」と言うのをよく聞きます。

丹田呼吸や瞑想、そして深い感謝、それらの鍛錬を日常的に続けていくうちに、気がつけば、意識と心と肉体がすべてのレベルで進化してきているのです。

あのときに患っていた病気も、苦しんでいた状態も、環境は何も変わっていないのに、今では「まったく問題にしていない」「むしろ、それが有り難い原動力になっている」ということに気づくのです。

それが『進化』なのです。宇宙は常に進化の流れです。

「人は、環境によって作られる」と言われますが、それは平面的な『変化』なのです。置かれる立場や、与えられた責任によって、その人が持っている力が発揮され、成長するということなのです。確かにそれは言えることですが、そこには「環境」や「条件」というものが先に揃わないといけません。揃うのを待っていてはいつになるか知れません。

しかし、**すでにすべての条件が揃っているところがあります。それは、あなたの中真です。**そこには、全知全能ですべてを創り出す無限の智訶羅《ちから》が集まって来て流れているのです。

外側の現実で物理的に条件を揃えようとしたり、揃うのを待っていたりするのではなく、先ず、内側の中真に流れている『進化』の流れに乗ることが重要です。

『変化』というものは、『進化』していくことによって起こる個々の現象です。

『進化』とは、宇宙の流れに沿って命の目的に向かって進む普遍的な変化なのです。

『進化』は、総合的に連動し永久的に続きますが、『変化』は限られたところで一時的に起こるものなのです。

『奇跡』は、その『進化』の中で起こるものです。皆さんは『変化』の中で起こることを『奇跡』と思っているのですが、それは単発的な『偶然』の出来事であり、必然的な偶然なのです。ですから『奇跡』とはずーっと起こり続けている現象なのです。止まることはありません、**『奇跡』は必然的な真理です。**その『奇跡』の流れは、『時間』というエネルギーで私たちに届きます。

『時間』は常に皆に平等に、無色透明な新しい瞬間としてやって来て、『空間』を支配します。

「**『時間』は誰にでも平等に与えられている」という事実を、あなたはどれほど重要なことと捉えられるでしょうか？**

『時間』は、全知全能で、無から有を創り出す無限の智訶羅《ちから》のエネルギーなのです。

それが、本当の『豊かさ』と呼べるものであり、『無限の愛』なのです。

その『時間』というエネルギーが、循環する流れで、みんなに平等に次々とやって来ているのです。それは「休むことなく永遠に…」。


わかりますか、この事実がどれほどの意味を持っているのかということを。

なのに、みんな結果として表れる不平等さに、嘆いたり、文句を言ったり、訴えたり、争いをしたりするのです。

『結果』はあくまでもひとつの現象として有り難く受け止めて、大切な『次』を受け取ることを考えて欲しいのです。


私たちは、常に『今から』を起点として、新しい筋書きや流れが始まります。大切なのは、『次にやって来る時間』なのです。

『次にやって来る時間』は、豊富なエネルギーです。すべての答えです。智慧です。どんなものにでも形を現すことのできる素粒子です。それらすべてを称して『無限の愛』といいます。

『豊かさ』は、見えない次の時間と空間に満たされています。

その流れが、次々とあなたを通してあなたの『経験』と『結果』として顕《あらわ》となり、あなたの『過去』として『記憶』と『記録』に積み上げられていくのです。

ですから、後ろを振り向けば、それがいっぱいに山積みされています。その山積みされた重たい荷物を引きずりながら生きていくから、エネルギーを消耗させて苦しむのです。

でも、『今』と『今まで』を手放し、『今から』を受け取っていけば、あなたを通して出ていく『無限の愛』は、過去に山積みされたすべてのものに『陽訶璃《ひかり》』を当てて「宝物」に変えていくのです。

『今』と『今まで』を手放し、『今から』を受け取っていけば、宇宙の神々や見えない智訶羅《ちから》のエネルギーたちが集まり、愛に満たされた豊かな時間が、あなたを支配して『時間』と『空間』はどんどん引き上げられていくのです。

「引き上げられていく」――それこそが、『進化』なのです。

言い換えれば、どんどん生まれ変わる『新化』であり、神々の顕れの『神化』であり、深めていく『深化』であり、まさにあなたの『真価』が問われるところなのです。

○『今』の何を手放すのか？

いったい『今』と『今まで』の何を手放していくのか？

実は、気がつかないうちにあなたも自分の中で『拘束』してしまっているものがあるのです。それが、「固定観念」や「先入観」となってしまい、瞬間、瞬間の思考や行動に表れてきているのです。それが、『進化』を妨げてしまいます。

手放さないといけないのは、『エゴ』や『意地』『プライド』『執着』『恐れ』『不安』『妬《ねた》み』『嫉妬《しっと》』『寂しさ』などの感情です。

これらは、次にくる『今から』を受け取るための障害物です。

そんなものを大事に持っていて放さないから、結局、本当の『豊かさ』や『幸せ』『無限の愛』を、みすみす手放しているということになるのです。

「手放せない」のは、『進化』を信じていないからです。「次に来る電車に乗り換えれば、必ず幸せの目的地に到着する」ということを信じていないから、「今まで乗って来た電車」を降りられないのです。

次々とやって来る『時間』は「無限の宝庫」です。そして、訪れる『空間』は「無限の可能性」の現実です。

『進化』とは、「豊かさ」「無限の愛」を実現させていくということです。

手に入れる「豊かさ」や「無限の愛」とは、『自由』なのです。その『自由』は、誰にでも与えられているものです。

しかし、『今』と『今まで』を手放さないと手に入りません。あなたの「不自由さ」は、あなたが自分の心を「拘束」していたからなのです。

そして、あなたの心の中に住む人たちも、あなたの「拘束」から自由に解放しなければなりません。

あなたの子供たちや、親、兄弟、姉妹や、友人、上司や同僚、近隣の人々など、あなたの心の中で「拘束」している人たちがいるなら、直ちに自由に解放しなければなりません。あなたは、その人たちを「感情」というロープで縛りつけているのです。

それが、あなたの『進化』を阻害している原因なのです。

それは、あなたの『支配欲』でもあります。

子供を自分の思い通りにしようとして、自分の意見を押し付ける。

自分の都合のいいように、周りの人をコントロールしようとする。

誰かに対して、「悪い人」「良い人」と決めつける。

特別な感情を向けて、追い詰めようとする。

自分に注目を集めようとする。

これらは、自分から離れていく寂しさ、失う怖さなどからくる、「喪失感」や「欠乏感」を味わいたくないという思いが、心の中での『拘束』になっていたわけです。

しかし、**『時間』と『空間』は常に進化し続けるということを忘れないでください。「今までがどうであっても」、また「今がどのような現実であっても」、次の『瞬間』とはまったく関連がありません。**

次の『瞬間』が『今』になるまでは、その時点では何のつながりもなく、無限の愛と智訶羅があなたの『瞬間』にやって来るのです。

まっさらな無色透明の『時間』と『空間』が、常に『今から』訪れるのです。

そこにあなたが、瞬間的にいつもの「色」を染めてしまいます。そうやって、今までと同じ現実を染め上げていくのです。だから、現実を「固定」してしまい、あなたも、あなた以外の人々も同じことを繰り返すこととなり、現実は現実のままで、流れ

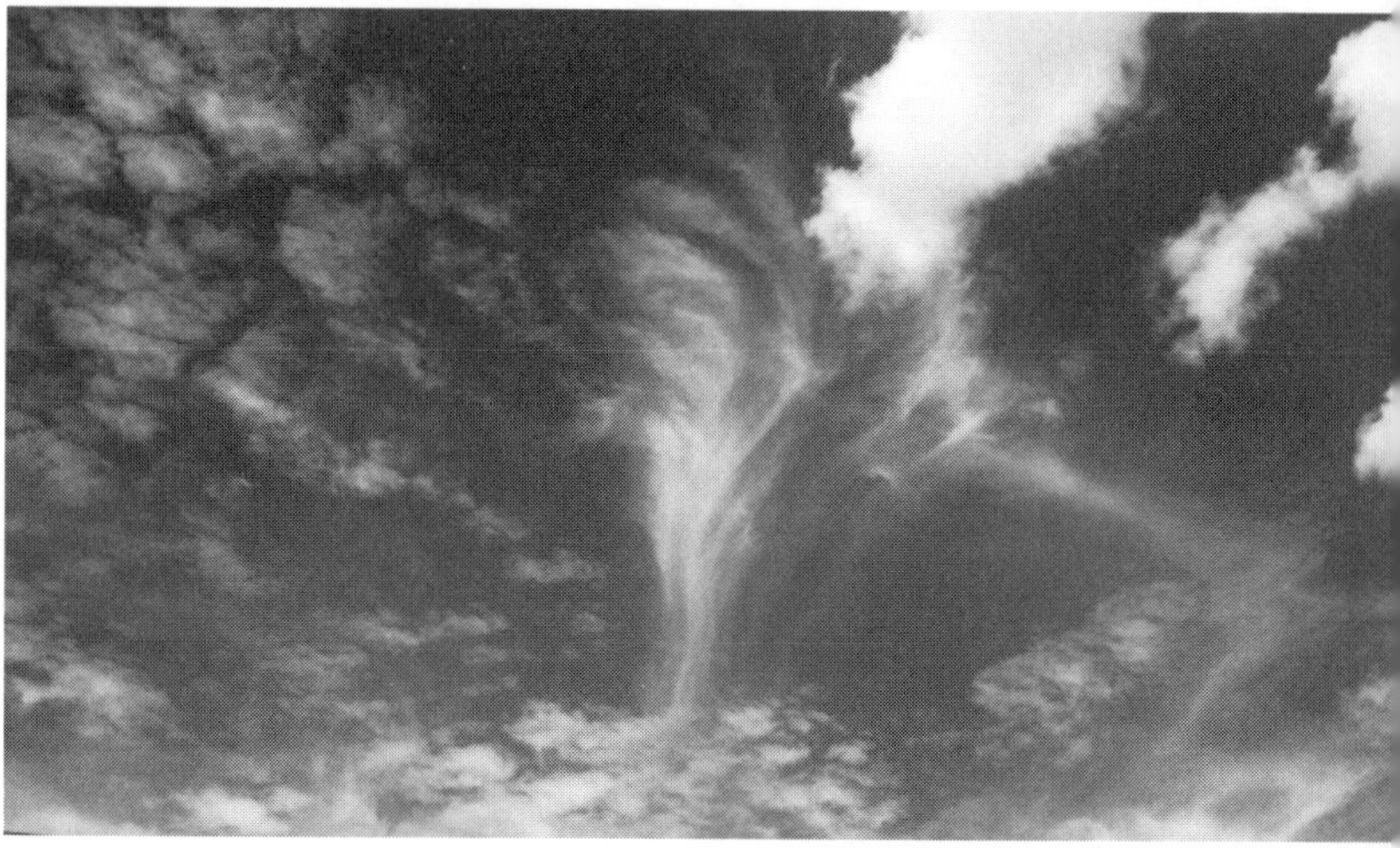

の『進化』が止まり、渦に巻き込まれて抜け出せなくなるのです。
あなたの自由のために、皆が自由に解放されなければなりません。
そうすれば、あなたは『本当の豊かさ』『本当の幸せ』を手にすることになるでしょう。

○手放し感謝の丹田呼吸

さて、ここでもうひとつ手放さないといけないものがあります。

それは、「今の幸せ」です。

「えっ、今の幸せを手放すのですか？」と思われる方もいらっしゃるかと思いますが、**あなたが今の幸せに「満足」をしているとすれば、『進化』は止まります。**

『進化』のためには、「満足」しないで「感謝」して手放すことが大切なのです。これは、『愛の餅まき原理』の上でも大切なことなのです。

もし今、あなたが「幸せ」を感じているとしたら、その幸せは、どこかの誰かが撒いてくれていた「幸せの種」があなたのところで実を結んだということであるかも知れないのです。

これらのことを知らない人にとっては、「今の幸せ」に喜びを感じて暮らすことが大切な生き方であるでしょう。しかし、あなたはこの本をここまで読み進めてきているのですから、あなたは自分の『命の目的』に向かって進んでいる方で、「本当の幸せとは、本質的なものであって、決して物質レベルの現実的な幸せに満足するものではない」ということをわかっていただいているはずです。本質的なお話をしているわけです。

「本当の幸せ」は、あなたのところに留《とど》めるのではなく、「手放す」ことで宇宙の「循環」の流れに乗ります。そして、多くの人の喜びとすることで、あなたの「幸せ」は、永遠のものとなるのです。

「幸せ」というものが、『自分基準』にあるのか『宇宙基準』にあるのかで、その意味も価値もまったく違ってきます。

「幸せ」を『宇宙基準』とするためには、今感じている「幸せ」を最大限に高めて「手放す」のです。

もし今、「幸せ」を感じられないという人は、現実レベルにとらわれていて、「幸せ」を条件付けで見ているからです。それが『エゴ』なのです。自分の思うようになっていない現実が「幸せ」を感じられなくさせているのです。人と比べて、自分に足りていないものに欠乏感や空虚感を持ってしまっているのです。

でも、あなたにはすべての条件が揃っている、ということに気づいてください。

それは、あなたの中真の深いところに眠っています。そして、さらに新しい『時間』と『空間』のエネルギーで次々と無限の智訶羅《ちから》がやって来ているのです。

『丹田呼吸』を深めて中真に入っていけば、それらのエネルギーを感じることができます。そして、きっとあなたは「今も満たされている」ということに気づき、感謝がこみ上げてくるでしょう。

その「心の底からの感謝」が溢れ出てきたとき、あなたは、『今』と『今まで』を手放しているのです。

深い丹田呼吸と感謝によって、『今』と『今まで』を手放すことを『手放し感謝の丹田呼吸』と表現しています。

この『手放し感謝の丹田呼吸』をおこなえば、「今から」を受け取っていけます。「今から」を受け取るということは、「未来」を受け取ることになるのです。あなたの手で「未来」を現実にしていくのです。

「過去」からの延長線上にある「現実」を手放さなければ、そのまま「未来」へ反映されてしまいます。これは、「原因」と「結果」の法則に従います。

しかし、「未来」を先につかむことで、「未来」は「結果」ではなく、「原因」に変

わるのです。

どういうことかと言うと、**未来で「命の目的を果たして、本当の幸せを実現しているあなた」が先に確定されて、それに向けて「現実」が後を追っていくように進んでいくというわけです。**

そうすると、「現実」はどんどんと進化していきます。気がつけば「過去」も進化していきます。あなたが記憶していた「過去」ではなく、すべてが有り難い出来事に変わってしまっているのです。

無限の可能性の「未来」に『命の目的』というキーワード検索をかければ、必要な情報も智訶羅も、どんどん降り注いでくるという仕組みなのです。

それを受け取るために、『丹田呼吸』で未来の周波数と一致させて、『手放し感謝』で心を無色透明の「空」の状態にしておけば、「現実」も「過去」も進化するということです。

その現象を、あなたは『素晴らしい奇跡』と実感するでしょう。

○宇宙の自律神経

「今」と「今まで」というのは、「現実」と「過去」のことです。

時の流れは「諸行無常」で、「今」に留まることなく移り変わっていきます。

「現実」は幻で不特定なものなのです。その現実の出来事に「意味」や「価値」をつけて蓄積したのが「過去」だということであり、あなたの思い込みの中の産物でしかないということを理解していただけたでしょうか。

ですから、現実を見てどのように思い込むかで、その人の世界が決まるというわけです。

でも、どのように思い込もうとも、また信じようとも、あなたを生かそうと働いてくれている「自律神経」の力があります。

「自律神経は、あなたの知らないところで、肉体の根本的機能を支配し、生命を維持するために活動してくれ、それは心とも連動している」ということを先にも書いて説明しました。

「入れ物」としての「物質レベルのあなた」を支えてくれているのが、その自律神経なのですが、実は、目に見えない方でも「自律神経」のような働きをしてくれているものがあります。それは、「**エネルギーの自律神経」ともいえる『宇宙の自律神経』で、そして、その宇宙の自律神経を『龍脈《りゅうみゃく》』と呼びます。**

宇宙は、ひとつの大きな生命体です。その中を流れる「精神の筋（流れ）」があります。「精霊」と「神霊」の流れる道筋、それが『龍脈』なのです。

「精霊」というのは、全知全能の「智慧」です。天空の意図が宇宙に反映したものです。

「神霊」というのは、無から有を生じさせる神々のことで、宇宙の素粒子です。すべての存在物の素です。「神霊」によって物質化させたものに「精霊」の智慧が結びつくと生命になります。

そうやって宇宙を創造して、さらにその創り出した生命や存在するすべてのものを維持管理し、成長発展『進化』させるために『宇宙の自律神経』として働いているのが「精霊」と「神霊」です。

この『宇宙の自律神経』は、あなたの「もう一人の存在」である「エネルギー体のあなた」とつながり、『命の基本軸』として働いてくれています。

『宇宙の自律神経』と『肉体の自律神経』が連動しているときは、あなたも『龍脈』の流れに乗って『命の目的』に向かって進みます。

エネルギーレベルのあなたと、物質レベルのあなたの間を、「精霊」と「神霊」は『精神』となってつないでいるのです。

『精神』とは、あなたの中真を流れる『龍脈』で、「精霊」と「神霊」の融合した『宇宙の命の基本軸』です。

「見えない世界」と「見える世界」をつないでいる『龍脈』の流れと、あなたの基本軸がズレ始めると、知らせとして『精神』に異常が表れるのです。

これは、病気でもなんでもなく、単なるズレなのです。人に見えないものが「見える」とか、人に聞こえない声が「聞こえる」という人の多くは、この「ズレ」からくるものです。ほとんどの霊能者も、神や霊を見たり、声を聞いたりしているのでなく、単なる『精神』のズレから起こる現象なのです。それを、神や霊の声だと思い込んでいるのです。

そして、その霊能者から言われることを信じてしまう人も、『精神』のズレが一致している人なのです。ズレの一致による関係が成立してしまうので、そこから抜け出すことも、救われることもありません。

その**ズレを修正できるのが、唯一『丹田呼吸』だけ**なのです。お祓いでも、お祈りでも、まじないでも改善することはありません。

『宇宙の自律神経』と『肉体の自律神経』をつなぐための方法は、「内と外」「宇宙とあなた」をつなぐ『丹田呼吸』だけなのです。

『宇宙の自律神経・龍脈』は、宇宙を正常に進化させるために、常に流れを整えます、異常があれば改善させます。そして、常に更新してくる天空の意図を即座に反映して顕《あらわ》にさせます。ですから、あなたの自律神経と常につないでいれば、同じことをオートマチックに、あなたの生きていくすべてにおいて起こしてくれるのです。そして、あなたは『命の目的』に向けて進化していくのです。

それは、宇宙の進化と連動していきます。

○『龍脈《りゅうみゃく》』と『龍穴《りゅうけつ》』

『呼吸』は、「過去」を吐き出し、「未来」を吸い込みます。

「吐く息」と共に「今」と「今まで」を吐き出してしまい、「吸う息」と共に「今から」を吸い込んできます。

あなたの「呼吸」は、宇宙の呼吸です。

深くゆっくりと繰り返していくと、宇宙の深い中心の一点から届いてきている『龍脈』の流れのリズムと合ってきます。そして、あなたの丹田の深い中真の一点にある『龍穴』が開きます。

私たちは、宇宙に誕生した細胞のひとつのようなものです。ですから、宇宙の持っている情報と同じものがすべて私たちの中にもあります。それが入っているところが『龍穴』なのです。

私がここで言っている『龍』と、日本人が特に好きな『龍』とは概念がまったく違います。「龍神」や「水神」など信仰の対象としての龍ではなく、掛け軸や襖絵に描かれているあの姿の龍でもありません。要するに、信仰や空想上の生き物としてイメージにあるような龍とは違うのです。

天と地をつなぐエネルギー。宇宙と地球をつなぐエネルギー。あなたとエネルギー体をつなぐエネルギー。見えない智訶羅を見えるかたちに現すエネルギー。

つまり、対極にあるものをひとつにつなぐ智訶羅のことを『龍』と呼んでいるのです。

目に見える智訶羅ではありませんが、時おり姿を感じさせてくれます。それは、「風」となり「雲」となり、「光」となって見えるかたちで現れてくれます。

ところが一般の人たちには、単なる風や雲にしか見えません。しかし、『龍の遺伝子』を持つ者たちには、それが『龍』だと『龍穴』の反応でわかります。

その姿は、人が描く「龍」の姿とはまったく違います。それは、とても素晴らしい愛と陽訶璃《ひかり》のエネルギーです。とても描けるものではありません。

あなたの丹田の奥の『龍穴』に封印されているのは、その「龍」の『愛と陽訶璃《ひかり》』のエネルギーです。あなたが元々宇宙の素粒子であったときの、『無限の愛』と『陽訶璃』、そして『精霊』と『神霊』が宿っているところなのです。

『丹田呼吸』は宇宙の中心にある『龍穴』と、あなたの丹田の奥にある『龍穴』をつなぎます。そして、『龍脈』が結ばれるのです。

『龍脈』は、宇宙の進化のために、必ずあなたを進化させます。それが宇宙の原理であり、原則だからです。

あなたが、「宇宙の進化のために、この地球に愛のエネルギーを復活させるという役目を持って生まれてきている」という『龍穴』に封印されていた「生まれる前の約束」を丹田呼吸によって蘇らせ、それを思い出したとき、あなたにその約束を守らせるために集まって来る「精霊」や「神霊」たちの『愛』に尽きることのない感謝が溢れることでしょう。

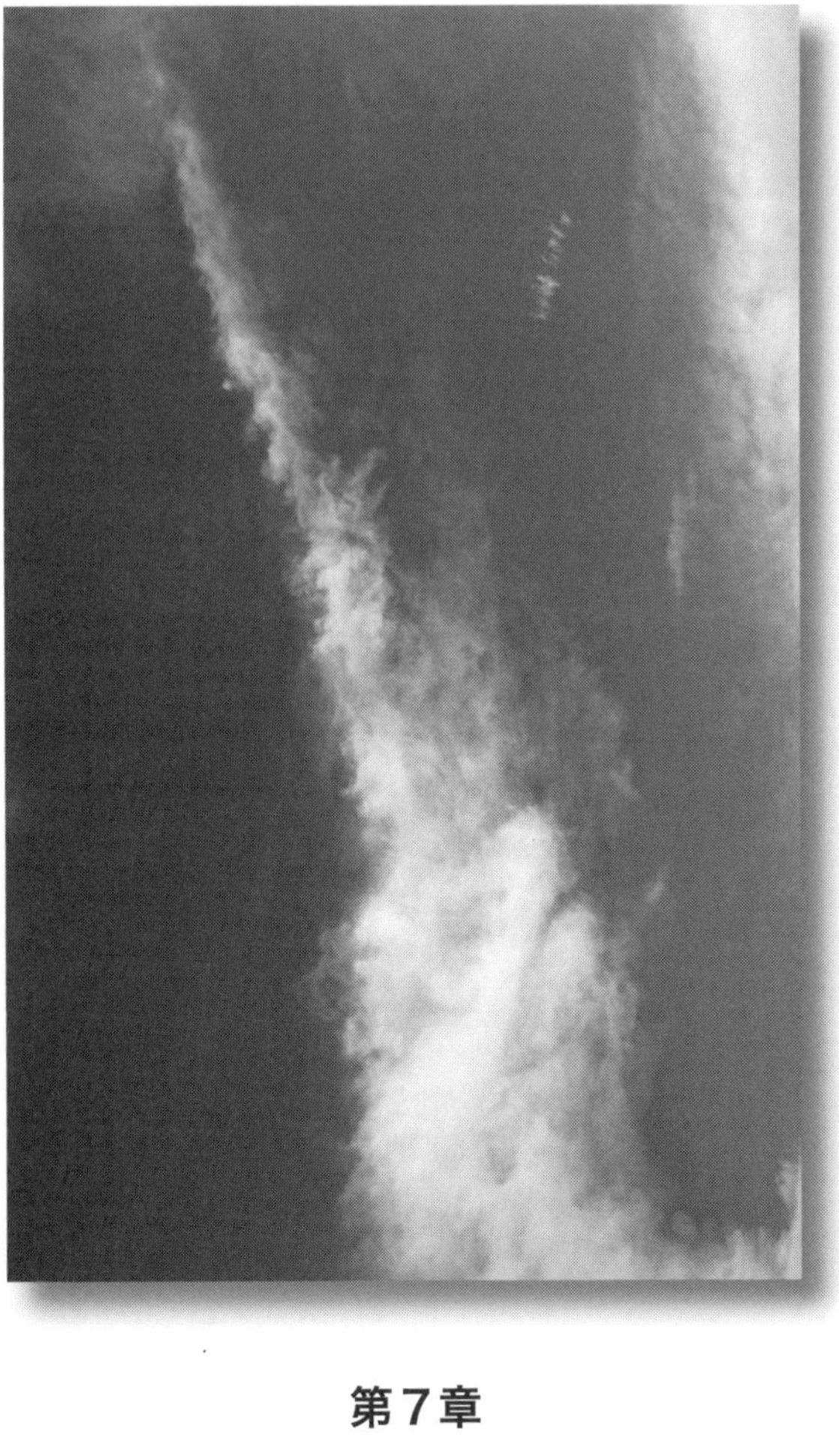

第7章

引き上げの法則

○地球の自律神経

前章で説明しました『宇宙の自律神経』と『人間の自律神経』のように、地球にも同じように『自律神経』があるということを知っていただきたいのです。

地球も『自律神経』によってバランスが整えられています。地球の自律神経は、表面では「大気」や「気流」「気圧」「気温」「海流」「水温」「地熱」……などを調節する機能として働いています。そして、地球の大切な活動である「自転」「公転」「地殻変動」。「太陽」や「月」、「他の惑星」との連携など、地球自身の生命活動のバランスを調整しています。

地球の生命活動は、天空の意図に沿った「宇宙の計画」に従って流れてくる『龍脈』とつながることで、宇宙の自律神経と連動して調整されるのです。

『龍脈』は、『宇宙の大動脈』のようなものなので、しっかりつながることですべての機能を発揮させることができるのです。

そこで、**宇宙と地球の間でつなぎ役となる『ジョイント』のような働きをするモノ**

が必要になります。そのモノは、非常に龍脈のエネルギーが強くなり『御神体』のようなパワーになります。

実はそれが、『人間の自律神経』なのです。

『人間の自律神経』が、『宇宙の自律神経』とつながって、一本の『龍脈』となっているとき、『地球の自律神経』につながれば地球に『龍脈』が流れます。

『龍脈』は、宇宙の大動脈ですから地球の生命活動は高まり、豊かに進化、成長できるのです。

『龍脈』が地球に流れるポイントは、『龍穴』という場所です。そこは、地球の『経《けい》穴《けつ》（ツボ）』のような、内側との反射区になっています。そこで、天と地がつながるのです。

「あなたの自律神経」と「宇宙の自律神経」をつなぎ、『龍脈』の流れとなり、地球の『龍穴』のポイントで「地球の自律神経」とつながり、『宇宙』と『あなた』と『地球』が、一本の『龍脈』となるのです。

そうすることで、『引き上げの法則』が働き、地球の次元が上昇して、地球は本来の「愛の星」として蘇ることができるのです。

その『引き上げの法則』の効果は、同時にあなたから人間界にも起こります。『龍脈』をつなぐための大切な地球の『龍穴』のポイントですが、それが移動し始めているのです。以前は、神社などのところが『龍穴』になっていて、そこに『御神木』があったのですが、今は神社の位置が『龍穴』のポイントと一致しない場合が多くなっているのです。ですから立派な社殿や境内に目を奪われていては誤魔化されます。心の中真に入り、静寂の中で『龍脈』とつながっていなくては『龍穴』に反応しません。

ですから、**あなたはいつも「自分の自律神経」のバランスを整えておかなければいけないのです。整える方法は『丹田呼吸』です。**

あなたが、ちゃんと『龍脈』の流れに入っていれば、知らないうちに『龍穴』を通過しても、その瞬間に宇宙と地球がつながりエネルギーが通ります。

『龍穴』は、歩道にあるかも知れないし、コンビニの中にあるかも知れません。また、あなたの家のところに移動して来るかも知れないのです。

大切なことは、あなたの知らないところで、知らないうちに起きています。

それが、『自律神経』の働きです。

○御神体の役目

ここで、「御神体」のことについてお話しします。

「御神体」といえば、神社などに祀られている神霊が宿る物や、樹木や岩、山などのことで、人が有り難く崇拝し、ご利益をいただくために崇《あが》めてきたもののことです。

しかし、「御神体」の本当の役割は、天と地をつなぐという「ジョイント」としての存在だったのです。天と地がつながる場所には、非常に強い『磁場』ができたので、人間にも強い影響を与えました。ですから、そういう場所を人々は「聖域」として崇め奉《たてまつ》ったのです。それが、「神社」や「パワースポット」として、人がご利益をいただきに詣でるところになってしまったのですが、それが「人間基準」の非常にエゴ的な行為なのです。

本来「御神体」は、人間のための存在ではなく、地球のための存在だったのですが、人間のエゴがそうやって結局地球の聖域を汚《けが》してきてしまったのです。

ところが、ほとんどの人は知らないことですが、森の木や、山や、岩などの「御神体」は、実はもうその役目を数年前に終えているのです。今まで、地球のために宇宙と『龍脈』をつなぎ、役目を果たしてくれていました。そして、私たちの生命も守ってきてくれましたが、それは、これから本格的に「御神体」の役目をする存在が、しっかり成長するまでの代役を務めていてくれていたのです。

そこで、**これから本格的に「御神体」となって役目を果たしていくという存在になるのが、なんと私たち「人間」なのです。その「御神体の計画」も、命の目的として「龍の遺伝子」に組み込まれているのです。**

実は、私の魂は20年ほど前から、「龍の遺伝子」を持つ者たちを探し始めました。そして、次第に気功教室やセミナーでそのことを伝え、動画や本を出版したところ、日本はもとより海外の方まで「御神体」としての役割の「龍の遺伝子」を持つ者たちが、私が発信する『天空方命術』に反応しているのです。

今、この本をここまで読み進めてきた「あなた」も「御神体」としての役目を持つ者のひとりなのです。あなたの中で「龍の遺伝子」が反応しているのです。

「御神体」としての役目を果たすために取り組むことは、儀式的なことでも、まじないのような特別なことではありません。**「自律神経」を整えることです。そのために**

おこなうことが「丹田呼吸」です。そして、早く寝て「新陳代謝」を高めて、早朝に静寂の中で「作り変えてくれた命の智訶羅《ちから》」を受け取る。そして、日常は感謝の心で、「すり鉢原理」「上善如水」「愛の餅まき原理」「心の浄化法」を実践して生きていけば、「自律神経」が安定して、宇宙の自律神経とつながり、『龍脈』に引き上げられ、あなたは「命の目的」である「御神体」としての機能が発揮できるのです。

発揮する智訶羅は『引き上げの法則』によって、この世の世界を、最高位のレベルまで昇華させることができるのです。

ほとんどの人には信じられないことです。でも単純に考えてみればわかることです。地球のために必要でなければ、わざわざ地球に人間を誕生させることはしなかったはずです。地球の自然を汚し破壊するような人間を誕生させ、そして、その生命を守り、成長させ、その上に自然界の生命たちも応援、支援してくれる。

なぜ、そこまでして人間を生かしていくのか？

それだけの役目を人間に持たせているからなのです。

○引き上げの法則とは

『引き上げの法則』とは『宇宙基準』の法則です。

「あなたの願いを叶える○○の方法」というようなものや「引き寄せの法則」は、結局『自分』を中心にしている法則ですから、『自分基準』になるのです。

「お守り」や「お札」「パワーグッズ」のようなものに頼るのも『自分基準』です。

「まじない」や「占い」も『自分基準』や『人間基準』になります。

神仏にすがる、頼るというような信仰も、結局は『自分基準』なのです。

『自分基準』の方法だと、願望が実現しても『龍脈』の流れに準じないのです。

確かに強い思いや、現実味を帯びたイメージは潜在意識を活用しますから、夢を実現させることができて成功者や富裕者をつくり出すことも可能です。でも、それでは世の中は「本当の豊かさ」にならないのです。バランスが悪くなって、反動の原理が働いて、さらに「富裕と貧困」「良し悪し」の二極化が進みます。それは、社会的にも、個人の心の中にも生じてくるのです。

それに、一部の富裕層の「幸福」は、はたして『命の目的』を達成しているといえるのでしょうか？

結局のところ、願望が実現して物質的に豊かになっても、心は満たされることがなく、それを誤魔化すために、さらにまた物質的に、現実的に、満足させようとしているように見えます。結局、どこまでも行く宛てが見えず、『本当の豊かさ』『本当の幸せ』に至らないのです。

それはなぜかと言うと、**「引き寄せの法則」などの物質的実現方法では、偏《かたよ》りが生じてくるのです。心の軸に「ズレ」が起こり、『宇宙の自律神経』と『自分の自律神経』のつながりである『龍脈』から外れてしまうからなのです。**

宇宙に存在するものは、すべて循環する『龍脈』の流れによって進化成長していきます。その『龍脈』の流れに乗って私たちは、「地球」に生れてきました。

先にも話しましたが、**この『龍脈』は、宇宙の「自律神経」ですから、宇宙空間のあらゆるもののバランスを整えながら、進化、成長、発展させていきます。**

「無」から「有」を生じさせる、とても豊かな「愛と陽訶璃《ひかり》」のエネルギーなのです。この流れが私たちの中の自律神経と一致して連動するとき、宇宙の豊かなエネル

ギーが、私たちの中に納められている「無限の智訶羅《ちから》」を動かすことができるのです。

私たちは、宇宙の必要な「ツール」として作られています。その「ツール」である私たちが、宇宙のエネルギーに使われるとき、内側に納められている「無限の智訶羅」を最大に発揮できるのです。

なのに、どうしても人間は、その「無限の智訶羅」のエネルギーを自分の願望実現のために使おうとします。それが「自分基準」なのです。

人間の中にある「無限の智訶羅」は、思考や感情を「宇宙基準」に一致させたとき正しく働くのです。ですから、私たちは「自分基準」の願望を手放して、「命の目的」に意識を向けたとき、心は「宇宙基準」となって「宇宙のツール」としての役目を十分に果たし、自分の願望をはるかに超えた、最高の喜びを得ることができるのです。それが『宇宙基準の幸せ』です。

あなたが『宇宙基準の幸せ』を顕現させているとき、「愛の餅まき原理」が働き、あなたの周囲の人や、見ず知らずの人たちまで『龍脈』によって反応し、この世も、地球も最高レベルまで引き上げていくことができるのです。

それが、宇宙基準による『引き上げの法則』です。

○『宇宙基準』の幸せ

実は、**ある領域で『宇宙基準の幸せ』を手にしているあなたが存在しています。それは、平行宇宙の最上階の「常世《とこよ》」に居るあなたなのです。**

そこでは、すべて計画通りに目的を達成している、本当に幸せな姿の「あなた」が完成して存在しています。

しかし、平行宇宙の階層を降りてくるに従って、完成度も下がってくるのです。そして、現実的に存在している一番下位のこの世の「物質界」では、宇宙の計画や実効力が、一番届きにくい遠くて低いところに居るのです。

最上階に居る「常世のあなた」は、陽訶璃の存在です。「命」として存在している「あなた」なのです。それは、「永遠の存在」です。「すべての答え」を持っています。「智慧としてのあなた」「完璧なあなた」なのです。

「命」は病むことはありません。間違うこともありません。しかし、この世に降りてくると「生命」になります。「生命」は病みます。他の影響を受けて狂いが起きて問題が生じてきます。

「常世のあなた」は答えを持っている。「**この世のあなた」は問題を持っている。**でも、どちらも「あなた」なのです。

その「**常世のあなた」と「この世のあなた」は、中真のところでつながっています。**ですから、あなたの中真のところは、すべてわかっているところなのです。そこに「すべての答え」があるのです。その中真に「宇宙の計画」の『龍脈』が流れていて、そことしっかりつながっていれば、あなたは最高位のところと一致して、そこまで引き上げられ、最高の「ツール」としてその智訶羅を思いのままに発揮されます。

その状態でいると、**あなたと地球も龍脈でつながり、「この世の地球」を最高レベルの「常世の地球」にまで引き上げていき、地球を『愛の星』に蘇らせます。それが『引き上げの法則』の目的なのです。**

『引き上げの法則』は、あなたの願いを叶えることが目的ではなく、宇宙や地球の願いを叶えるためのものなのです。

あなたが「宇宙基準」で生きていれば、「常世のあなた」とつながり、その領域で想像をはるかに超えた喜びや豊かさが現実レベルでも手にすることになってしまいます。

　ですから、現実においては何も「求めず」「望まず」「願わず」に、目の前のことに「喜び」と「感謝」で、『上善如水』『すり鉢原理』で生きていく。そして、何よりも**大切な実践は、中真につながる『丹田呼吸』**なのです。

○私たちに与えられたもの

私たちの「命」は、本来『宇宙基準』のエネルギーでできています。心も、元の大きさは『宇宙サイズ』です。

感謝行と丹田呼吸をおこなって、すべてを手放し、無為自然の瞑想状態に入ると、「生命」から「命」に戻り、心は元の宇宙の広さまで広がります。

どうしても現実の世界を生きていくと、生命としての本能が出てきます。それは、「生存本能」です。「生存本能」という用語はないのですが、「自分基準」で生きていくために働く本能をあえて「生存本能」と呼ばせてもらいます。

その「本能」が、より豊かに、より幸せに生きていこうと働くことで、知識や教養、経験を積み、仕事力や生活力、攻撃力や防御力を高めようとしていくのです。その延長線上で「豊かさ」や「幸せ」を実現できると信じているからです。いや、信じていなくてもそうして生きていくのです。だから「本能」なのです。

それが、この世の物質的な『人間基準』の流れなのです。

その物質的レベルの基準だと、「幸福は、限られたものである」という錯覚に陥ります。そこで、「限られた幸せ」の奪い合いが生じてきます。

それは、個人どうしの争いから、国と国の戦争まで発展します。そんな中で、「命」まで奪い合うことが起こります。

「命」は、宇宙サイズで無限です。元はみんな同じ一つの『無限の愛』なのです。争うことも、奪い合うことも必要ありません。意識も心も、『宇宙基準』に合わせれば、常に豊かな実りの中にいます。

「幸福とは無限で共有のものです」

あなたがそのレベルでこの現実の世界を生きていけば、あなたに関わる人々や、魂のつながりの人々は、同じそのレベルまで引き上げられます。

『引き上げの法則』によって手にする「幸せ」は、共有財産です。

「あなた以外の人の幸せ」も、「あなたの幸せ」であるのです。

そして、「あなたの幸せ」は、「ほかの人の幸せ」につながっていくのです。

これは、「幸せレベルの共有」なのです。

その「幸せのレベル」に一致させていれば、あなたの中でも、本当に幸せの実感が湧いてくるのです。そうすると、あなたはいつも、訳もなく「笑顔」です。「元気」です。何の根拠もなく「明るくて朗らか」になるのです。

「笑顔」や「元気」は、この世を幸せにする貴重な『資源』なのです。

意識と心を『宇宙基準』にしていると、何があっても「笑顔」になります。

病気になっても『元気』です。それは、『人間基準』の物差しで計って問題にしていないからです。すべてが循環する流れの『龍脈』によって、進化の計画通りに事が進んで行く。「命」は、その循環する流れの中にある。**意識と心が『宇宙基準』になっていれば、「命の自分」から、肉体側の「生命の自分」を見ることができる。**

そうすると、すべての出来事が「愛と陽訶璃」の演出であることがよくわかり、そこには「感謝」しか見当たらないのです。

これは、宗教の話でも、哲学や理想論を語っているのでもありません。

ただ、『丹田呼吸』によって繋がった魂から教えられたことを、そのまま純粋にお伝えしているのです。

私たち人間に与えられたのは、「命」と「愛」と「呼吸すること」それだけです。

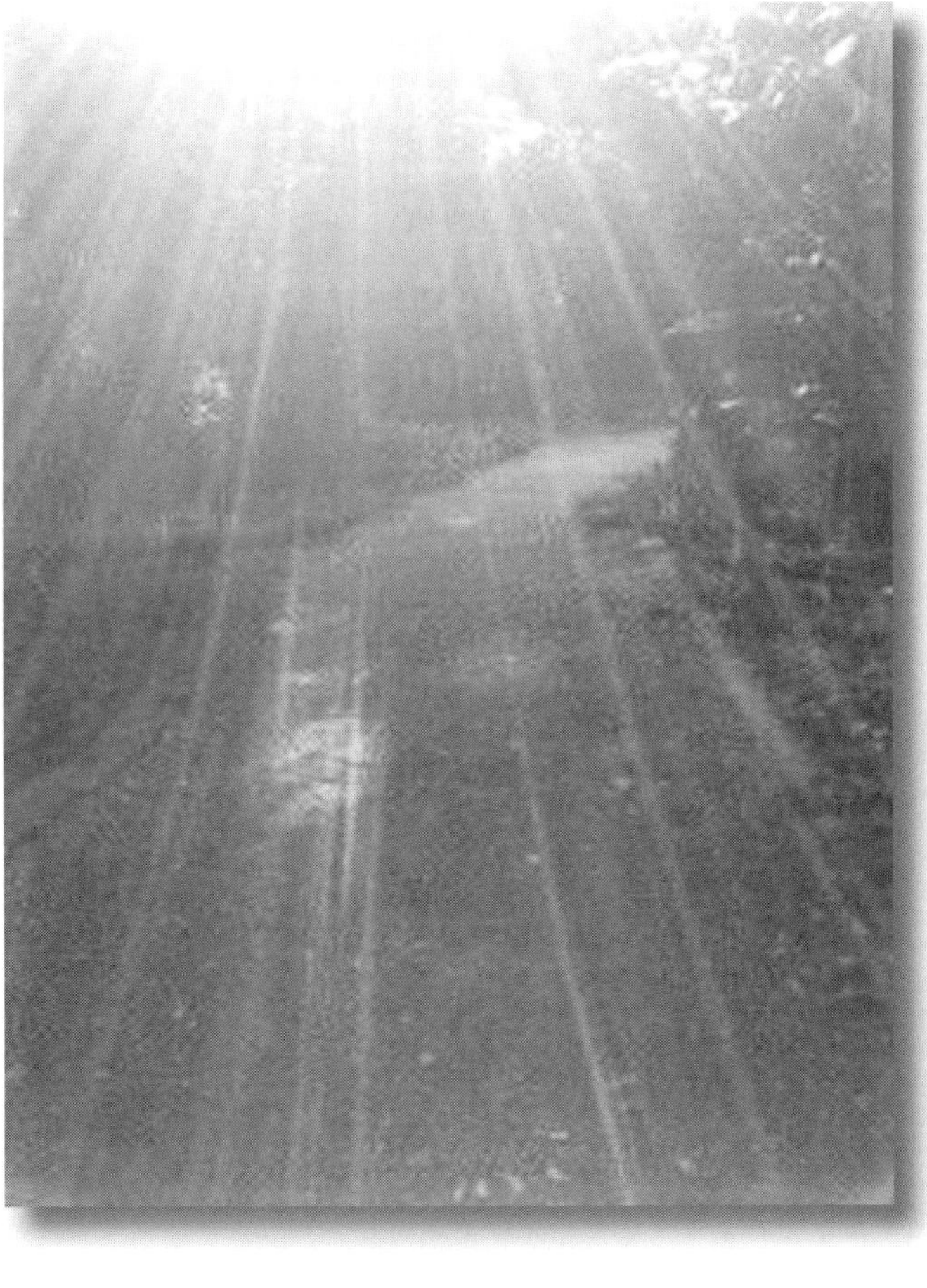

第８章

愛の進化

○2万年に一度の、地球の新陳代謝

「宇宙は、ひとつの生命体です」と、先に説明しました。生命体の中にいるから地球も活動して生きている。そして、私たち人間も生きていられる。

この宇宙に存在しているものはすべて『龍脈』という大動脈でつながり、常に新陳代謝をおこない、生まれ変わりながら生かされ、進化、成長している。

私たちが住んでいるこの『地球』も、例外なく「新陳代謝」をおこないながら生まれ変わり、進化しているのです。

地球は、2万年に一度のサイクルで新陳代謝を繰り返してエネルギーを進化させていると私は『魂』から教わりました。

その地球の2万年目の新陳代謝のタイミングが、2017年の「夏至」でありました。そこから新しい流れの2万年が始まりだしたのです。それまでの2万年と、これからの2万年が入れ替わっていく『大転換』の瞬間だったのです。

私は、この本の原稿を書いている最中に、その「夏至のとき」を迎えました。人間と地球にとって非常に重要で歴史的な瞬間だったのです。

「夏至」は、一年のちょうど真ん中で、太陽が真上に来ます。ここから、一年の流れも変わるタイミングなのです。

そして、夏至以降の現在は、新しい『陽の時代』を迎えました。先の2万年は、氷河期の終わりごろから始まった『陰の時代』でした。

『陰の時代』とは、物質的価値観の時代です。『陽』は光。『陰』は影です。

光は見えませんが、影は見えます。目に見えるものや、科学的に実証されたものだけを現実として信じて、その中で「幸福」や「愛」も見つけようとしてきた。物質的なモノに価値や豊かさを求め、その上に幸福を築こうとしてきました。そこから、「個」の権利を守ろうとして主張する者、それを奪おうとする者が現れ、争いや戦争にまで至ることになり、権力の持つ者、地位の高い者が支配力を得てきた歴史があります。

「エゴ」が「自由」という隠れ蓑《みの》をまとい、皆が幻の「豊かさ」や「幸福」に翻弄されてきた。そういう時代が『陰の時代』だったのです。

そんな現実的、物質的時代の中でも、周囲に惑わされず『中真』を生きてきた者は、命の目的に向かって『龍脈』の流れに乗り、**これから始まる新しい2万年の『陽の時代』の一番手として先導する者となるのです。**

　これからの『陽の時代』は、本質的な陽訶璃《ひかり》の時代です。すべてが、物質的レベルから本質的レベルにシフトしていきます。完全にシフトできれば、見えないところに価値を見つけ、見えない存在に繋がり、自分の中の本質的な力である『無限の智訶羅《ちから》』が発動し、宇宙と地球のコミュニケーションツールとして命の目的を達成させていきます。要するに、『御神体』として役目を果たすということです。

　すべての存在の中真は『愛と陽訶璃』ですから、その本質的な中真の部分が、これから顕《あらわ》になる時代なのです。

　人知れずに、真面目にコツコツと努力して、真実を生きてきた者たちが、これからその智訶羅を見せていく時代なのです。

　そしてこれからの、新しい時代のテーマは『愛』です。

『愛』を知るために重要なことが『進化』です。そしてその手掛かりが『丹田呼吸』なのです。

　本質的な時代を、真の姿で生きていくためには、本質的な『愛』を知ることが最も

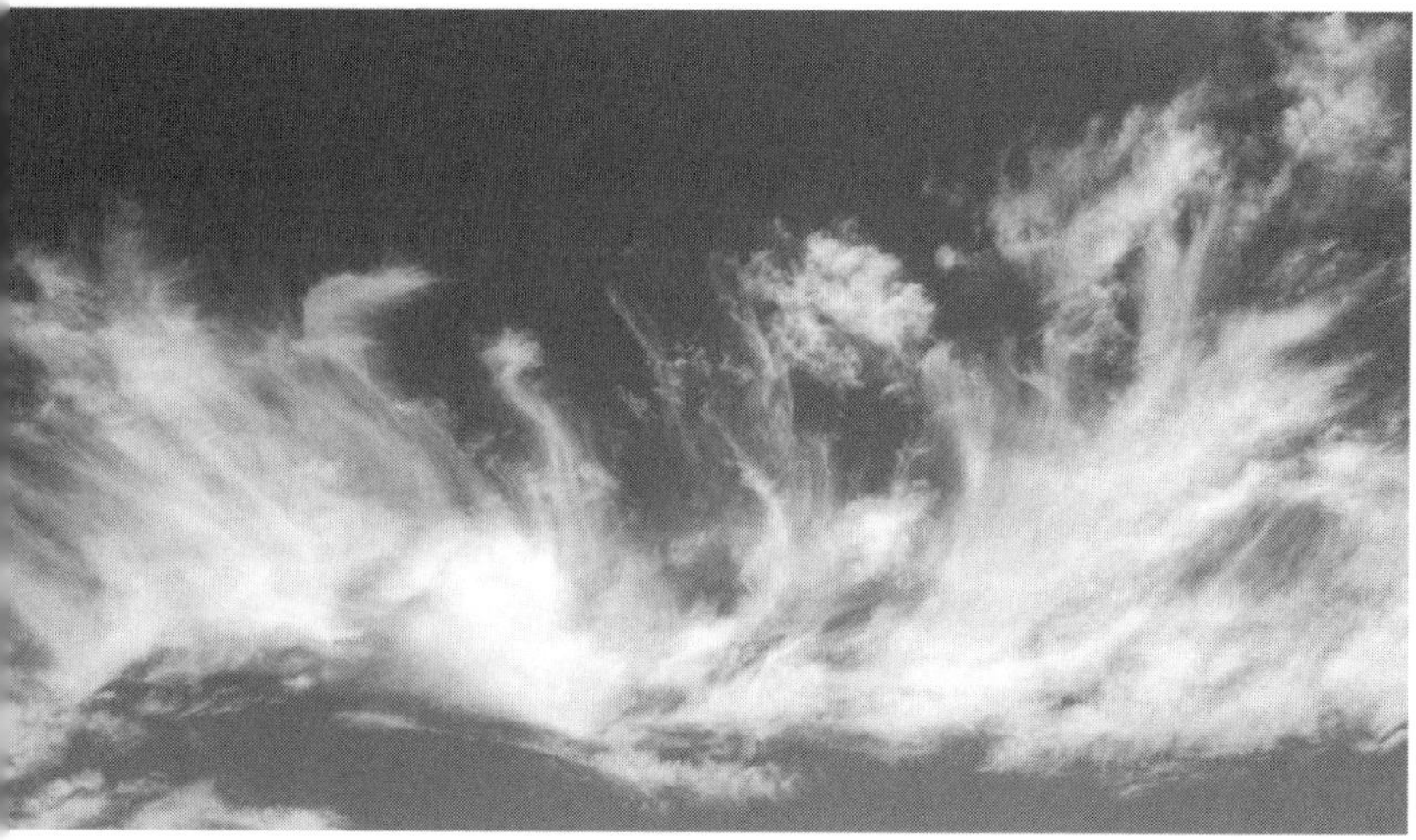

大切なことなのです。

私たちは、「愛すること、感謝すること、呼吸すること」を内側にプログラムされて、この地球にやってきたのです。

○「愛する」ということ

私たちが本当の愛を知り、愛することを学び、愛を生きていくためには、『自分を捨てること』『自我のすべてを捨て去ること』が大切なのです。

『自分』や『自我』とは、自分基準の観念で固めたものです。その基準では、『本質的な愛』を知ることも、学ぶことも、生きることもできないのです。まったく基準が違うからです。

ほとんどの人が思っている『愛』とは、自分基準の枠の中にはめ込んだ「条件付きの愛」で、自分勝手な価値観で愛を決めつけています。

自分の器に入るものを『愛』と認識できて、入りきらないものや、目に見ることのできないものは削除しています。

本当の愛は、あなたによって決められるものではありません。

『自分』という枠を完全に捨てたとき、自分の中からそれが姿を現します。

愛は常に「あなた」として存在しているのです。要するに、**『命』そのものが『愛』**

だからです。

あなたは、自分自身が『愛』であることを知らないで、外に探したり、誰かに求めたりするから、本当の愛が行方不明になってしまうのです。

『愛』とは、あなたであり、あなた以外の人々でもあり、すべての生物であり、すべての物質であり、この宇宙に存在するもののすべてです。見えない愛と陽訶璃が、見えるかたちに姿を現しているのです。

ですから、**存在するものの正体は、すべて『愛』**なのです。


「自分」を捨て、「自我」のすべてを捨てることができれば、完全に宇宙基準になり、意識は『空』の状態となります。そして、心は元の宇宙の広さまで広がり、『静寂』の中に入ります。

自分自身を手放して『空』と『静寂』の状態となった瞬間、満ちてくる大いなるもの、それが『愛』です。

愛は溢れるほど満ちてきます。そして、それは止《や》むことがありません。

『愛する』とは、『愛を元の状態にする』ということです。

あなた基準に閉じ込めていた『愛』を、自由で、無限で、総《す》べなる元の姿に戻すこと、それが「愛する」ということなのです。

「愛する」ということに、対象となるものはいりません。

丹田呼吸で深く中真に入って、生かされている喜びと感謝で、すべてが解放され、「無為自然」の状態で自由に解放し、ただ水の如く、風の如く、光の如く、命の如く愛する。**呼吸をするように愛する**のです。

私たちは、呼吸を止めれば死ぬように、愛することを止めれば生きていくことはできません。

○愛と自由

新しい地球の『陽の時代』は、愛を生きていく時代です。

私たちに平等に与えられたのは、「命」と「愛」と「呼吸」。そして『自由』です。

その『自由』というものを、自分基準にするか、宇宙基準にするのかで、『自由』という大切な要素が、『エゴ』に繋がるか、『愛』に繋がるのか、大きく変わってしまうのです。

『自由』を自分基準にしてしまうと『束縛』に繋がり、宇宙基準にすると『愛』に繋がります。

思うがまま自由に、好きなように、やりたいようにしていくと、人間関係や時間、金銭面も、すべての関係が狭められてきて、結局は自分を束縛することになり、生きていても生きづらくなるのです。

誰でもみな、すでに『自由』を手にしています。

もし、不自由さや束縛感を感じているとしたら、そう感じる『自由さ』があるから

なのです。思考や感情は、『自由さ』から生まれてくるものなのです。どのように思うのも自由ですし、どのように感じるのも自由です。それは、誰からの支配も束縛も受けていません。『思考』も『感情』も、その正体は『愛』です。

『思考』や『感情』という自分基準を、宇宙基準に解放すれば、『愛』の姿となるのです。

「自由になりたい」という思いも解放すれば『愛』が現れます。

宇宙基準の『自由』は、『解放』です。『自由』が解放されていくと、自分も周りも躍動して元気になります。明るくなって、希望に満ちてきます。みんなが笑顔です。雲の歌声が聞えてきます。風がダンスしています。すべてが透き通って『愛』が見えてきます。

もし、誰かを愛するというのなら、その相手を心から自由に解放することです。それが、その人を『愛する』ということなのです。

『愛』とは『自由』なのです。『自由』とは、解放されてこそ『自由』なのです。そうすると、すべての『命』が躍動します。

『愛を生きる』ためには、この『自由』が大切なのです。

○『愛情』と『情愛』

私は、あるときセミナーで「愛情」と「情愛」の違いについて話をしました。

そしてセミナーが始まる前に、参加された皆さんにその違いについて先に考えていただきました。

この本をお読みのあなたも、「愛情」と「情愛」はどう違うのか、ちょっと考えてみてください。言葉から受け取るイメージは、人によってかなり違うようです。

『愛情』と『情愛』には、大きな違いがあります。

それは、**『愛情』には【対象】があり、『情愛』には【対象】がないという点です。**

『愛情』は、誰かに対して、何かに対して向けられるものです。

『情愛』は、対象に向けられるものではなく、自分が愛そのもの、その一部分になっている状態です。

『愛情』とは、「愛する」という気持ちや思いなどの感情です。

『情愛』とは、表れてくるすべての感情を「愛する」ということです。

『愛情』は、人間基準であり、『情愛』は、宇宙基準です。

宇宙に誕生したものは、すべて『愛のかたち』なのです。

私たちはみんな、宇宙に愛されています。私たちが休んでいるときも、宇宙は休みません。私たちが寝ているときも、地球は眠りません。私たちが文句を言っているときも、自律神経は文句を言いません。私たちがサボっていても、自然界はサボりません。

宇宙は、私たちの思考や感情や行動のすべてを呑み込み、愛と陽訶璃を与えてくれています。

私たちは、宇宙にどれだけ愛されているかということを思い知ることです。

宇宙基準の『情愛』を少しでも心がけてみることで、宇宙の気持ちが感じられます。

空に溶けて、雲に乗り、風に吹かれ、光に包まれ、流れのままに「無為自然」に生きていれば、『宇宙基準』に意識も心も解放されて、**自分が愛の一部分の存在であることがわかり、愛そのものとなります。**それが『情愛』の状態です。

社会の一員として役目を果たすことは、たいへん立派な生き方です。

家族のために責任を果たし、守っていくことも、とても素晴らしいことです。

しかし、それは『自分基準』『人間基準』『社会基準』の中だけのことです。それだけでは、生まれてきた目的を果たしているとは言えません。

もう一度考えてみてください。

何のために宇宙や地球や自然界が、私たちを誕生させて、生かしてくれて、愛してくれているのか……。

宇宙の『情愛』は無限の愛です。それは、休むことなく、尽きることなく、『命の大動脈』である龍脈で循環し、与え続けてくれているのです。

『無限の愛』は、「命」と「時間」と「酸素」として、与えてくれています。それは、不公平なく、平等に与えられているのです。

「命」は「生命」として与えられ、「時間」は「寿命」として与えられ、「酸素」は「呼吸」を通して与えられています。それらは、すべて愛の表れなのです。そして、その『愛のかたち』として『あなた』がいるのです。

「生命」としてのあなたは、「寿命」のある間、「呼吸」しながら生きていくのです。

ここまでお読みになっておわかりいただいているように、深い呼吸の「丹田呼吸」の実践によって、「寿命」のある間に「命の目的」を果たすことができるのです。それは、「丹田呼吸」には、循環と換気によって、すべてを手放し、入れ替えて、進化させていくという機能を持たせているからなのです。

「丹田呼吸」を習慣としておこなうことで、意識も心も解放される。「思考」を完全に手放すと『空《くう》』の中に入り、「感情」を完全に手放すと『静寂』の領域に入る。

それは、意図的におこなおうとする人は『自分基準』になるので、到底できることはないのですが、流れる雲の如く、風の如く、水の如く、ただ「無為自然」で丹田呼吸をおこなえば、意識も心も『宇宙基準』に変わり、そのまま自然と瞑想状態になり、『空』に入り『静寂』が訪れます。そして、次の瞬間に『愛』が満ちてきます。

思考も感情も、すべてを手放した次の瞬間にそれは満ちてきます。

溢れるほど満ちてきます。終わることなく満ちてきます。

そのとき、心の静寂の中に確認できるのは『感謝』しかありません。

私たちは『愛すること』を選びます。何の躊躇もなく選びます。常に選びます。自分の意図ではなく、ただ呼吸するように愛します。

呼吸を止めれば死ぬように、愛することを止めれば死にます。

『宇宙基準』では、『愛すること』は『進化すること』なのです。

『丹田呼吸』と『瞑想』は、自分自身を手放して「空」と「静寂」の領域に入り、そして『愛』が満ちてくる。溢れ出るのは『感謝』しかない。

それは、『自分基準』が、完全に『宇宙基準』となって、元々の『愛の姿』が顕となるからなのです。

では、『宇宙基準』になった自分とはどのような感覚なのかというと、あらゆる出来事に対しての執着や、わだかまりがまったくなく、とにかく気持ちが軽い、明るい。そして気分はルンルンとなる。特に何がある訳でもないのに、ワクワクするのです。誰かに対して、何かに対してというような対象がないのです。

『宇宙基準』は、『愛』が基準です。

あなたが、『愛』を基準に生きていくと、周りの『愛』の基準が、『宇宙基準』まで引き上げられていくのです。

素晴らしい『情愛』の世界が、あなたを中心に広がっていきます。

『丹田呼吸』と溢れる『感謝』で、最高の愛を生きていきましょう。

○愛を生きる

与えられた「命」と「愛」と「呼吸」は、『空』と『静寂』の中で、その本質的な意味も価値も知ることができます。でも、それは自分基準の理解を越えたものです。「命」と「愛」と「呼吸」の中で、自分でコントロールできるのが「呼吸」です。その「呼吸」によって中真まで深く入るのが『丹田呼吸』です。

そして、『手放し感謝の丹田呼吸』によって、固められてきた「自分」を捨てることができます。そうすると、思考が『空』となり、感情は『静寂』となって、『愛』は自由に解放され、無限の智訶羅があなたを使って、命の目的を果たしていきます。

しかし、日々生活するうえで起こる出来事に対して、私たちの中ではさまざまな思考も、感情も生まれてきます。その出てくる思考と感情をその都度手放していけば、あなたの中の『愛』のレベルは成長し、進化していくのです。

『愛を生きていく』ということは、すべてを手放し、自分の中の『愛』を進化させていくということなのです。

そうすれば、あなたの中真を流れる『龍脈』は、宇宙の進化に合わせて、あなた自身を進化させ、『常世のあなた』まで引き上げていくのです。

『引き上げの法則』が、あなたを中心とする周りの世界を引き上げていき、奇跡が起こり始めるのです。

『愛を生きていく』あなたは、『餅まき原理』で生きていきます。

『愛を生きていく』あなたは、現実を惜しみなく生きていきます。

あなたも、あなた以外の人々も、愛はひとつです。幸せはひとつです。すべてが共有財産です。それが、『本当の愛』なのです。

『本当の愛』は、波動です。目に見えない無限の智訶羅です。

愛は花です。しかし、それは目に見えない心の中に咲いた花です。

そして、進化した愛とは、『芳香《ほうこう》』です。

花は見えなくても、芳香は存在します。花は「生命」であり、芳香は「命」です。

芳香には、形はないが、人の心の中でかたちとなり、智訶羅となるのです。

「愛の進化」は、花を得るのではなく、芳香で満たすことなのです。

「愛の進化」は、愛が完璧な形になることではなく、愛が自由になることなのです。

○丹田呼吸を極める

ここまでいろいろと話してきましたが、本書の内容の中心は『丹田呼吸法』なのです。しかし、天空方命術による丹田呼吸法は、単なる呼吸法に留《とど》まりません。『丹田呼吸』によって、なぜ健康になるのか、なぜ奇跡が起こるのかは、すでに詳しく解説をしました。丹田呼吸の具体的な方法については、前著にも掲載しましたので、第2章でできるだけ簡便に解説しています。なぜなら**丹田呼吸の方法よりも、意味や価値を深く理解していただき、丹田呼吸を極めていただきたいと思ったからです。ただ方法だけをマスターして繰り返すよりも、意味と価値を理解して繰り返す方が、習慣となるレベルが全然違うからです。**

私がお伝えする天空方命術の丹田呼吸法も、他の指導者が伝える丹田呼吸法やさまざまな呼吸法も、技術的には大きく違いはないと思います。ところが、何を目的に、どういう意識で取り組むかで、呼吸法の効果や結果がまったく変わってきます。

みなさんは、どのようなきっかけであっても丹田呼吸法に関心を持ち、この本をここまでお読みいただいたのですから、この「人生を変える」素晴らしい『丹田呼吸法』を、是非とも極めていただきたいのです。

『丹田呼吸法』は、天空や魂、神々が与えてくれた素晴らしい財産だと思っています。

『命』と『愛』と『呼吸』は、私たちが受け取った『三種の神器』です。

私たちが地球に生まれ、生きていくために持たせてくれた究極の宝物なのです。先の2万年を繋いで来てくれた先人たちは、この『三種の神器』を極め、高めてきてくれたのです。それを今、あなたが引き継いでいるのです。

そして、あなたが新しい2万年の一番手の先人として、さらに極め、進化させていただきたいのです。

『命』と『愛』の進化は、宇宙の龍脈によっておこなわれ、あなたに循環させて届けてくれています。なんとも有り難いシステムです。

あなたが極めて、進化させていくのは、『呼吸』だけなのです。

『呼吸』を進化させるために、最も深くおこなうのが『丹田呼吸法』なのです。丹田呼吸法を極めることで『呼吸』が進化します。『呼吸』は生きるためのものだけでは

なく、命の目的を果たすための大切な手段として極め、それが後人《こうじん》たちへと引き継がれていくのです。

丹田呼吸を極めるために何が必要なのか？　特別な修行は必要ありません。高いお金を払う必要もありません。チベットまで行く必要もありません。

あなたが手にしているこの本の中に書いてあることを実践するだけです。

ただ、実践するだけです。真面目に実践するよりも、素直に実践することが大切です。素直に純粋に実践できる人は、「信じる」レベルが高いのです。

真面目に一生懸命に取り組む人は、悲壮感があり、緊張を伴っていますので、「信じる」よりも「すがる」気持ちが強いのです。結局、何かに対する依存が生じているのです。それは、自分の中の答えや智訶羅を信じていないからなのです。

「信じる」レベルが高い人は、魂や神々、見えない存在との間に100パーセントの信頼関係が成立しているのです。

私の「ようのき療整院」に来院する人で、施術が終わったあと、「先生、私はこれから何に気をつければいいですか？」と聞く人がよくいます。

そんなとき私は、「何は無くとも、丹田呼吸」と答えます。そしたら「やっぱりそうですよね～」とみなさんはあらためて気づくのです。わかっているのに忘れてしまうのが『呼吸』なのです。

もっと他に必要なものがあると、つい思ってしまうのですが、私はここではっきり言います。「無いです！」。

「何は無くとも、丹田呼吸」なのです。

まず、丹田呼吸をおこなって中真にある『答え』に繋がなければ何も始まりません。

それはまるで、コードをコンセントに繋がないで、テレビのスイッチを入れようとするようなものです。

あなたが自分の中真の答えに繋がっていれば、問題はすべて答えなのです。

『進化』させるために必要なことが起きてくるのです。出来事のすべては『愛と陽訶璃』であるということが丹田呼吸をおこなうことでわかってくるのです。

そうすると、あなたは常に感謝に溢れ、すべてを手放し、愛そのものとなるのです。

『愛』は『愛』に反応します。
『愛』は、信じる人を裏切ることは決してありません。

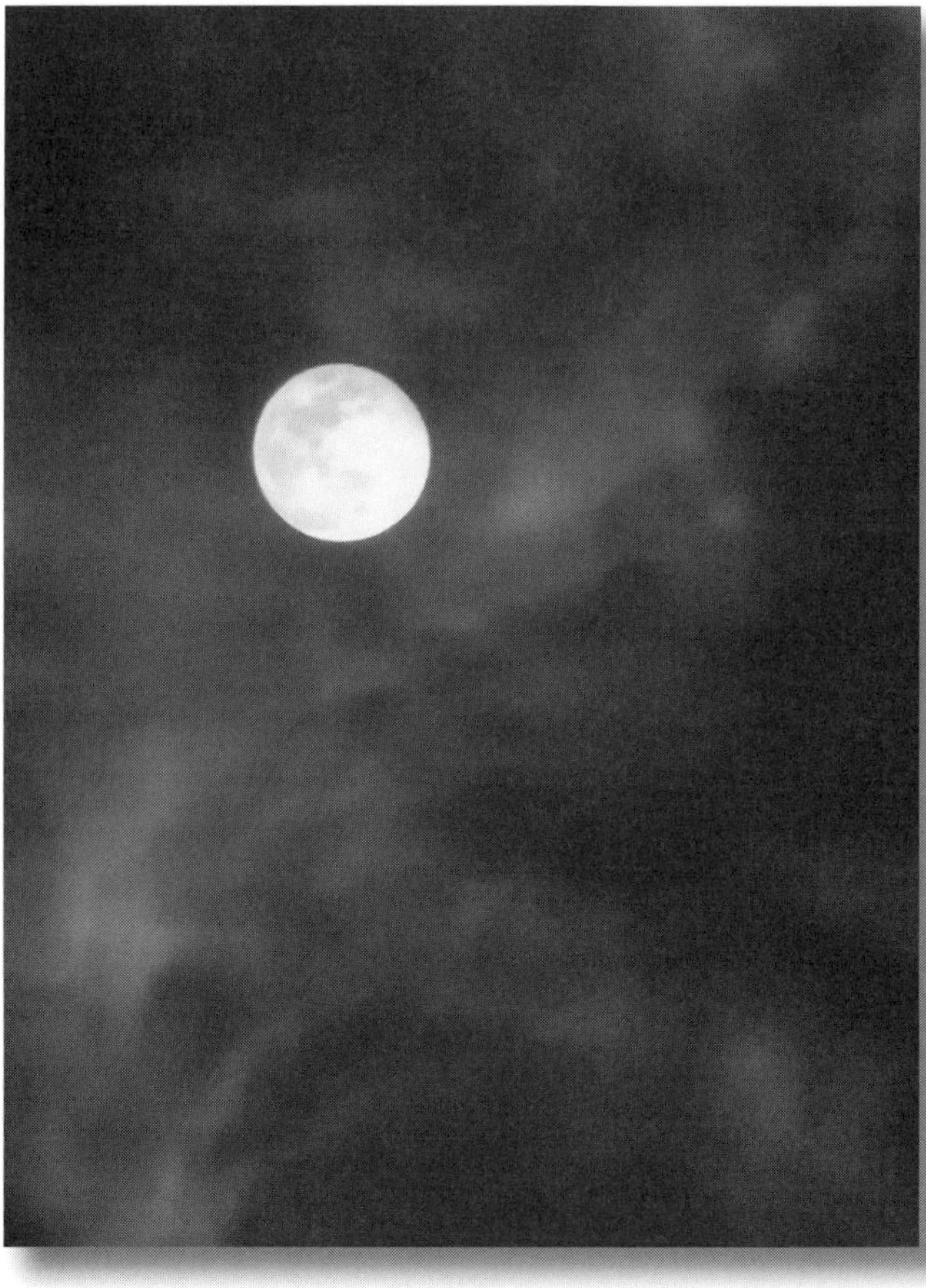

第９章

新しい時代が始まった

○何のために、何に向けて

人は常に何かを考えています。

「今、考えていること」、それが「自分」なのです。

何も考えていないときは、そこに「自分」という存在がいないのです。

夜、眠っているときは、意識のスイッチがＯＦＦになっているため、「自分」という認識はありません。

朝、目が覚めて意識が起きだして「自分」が始まります。今日の「自分」が決まる瞬間なのです。

朝の目覚めの瞬間は、「どのような自分」で生きるかを自由に決めることができる瞬間なのですが、ほとんどの人が「昨日までの自分」を選ぶのです。

人生とは「自分の意識」そのものであり、「何を選ぶか」「何を信じるか」によって、自分の人生を決めているのです。

ですから、「**意識**」を変えれば「**人生**」が変わるのです。

「いくら丹田呼吸をしても人生が変わらない」という人は、「意識」が変わっていないからです。

要するに、こだわりや執着が抜けきらず、「今までの自分」を捨てていないからなのです。

「意識」を変えないで「人生」を変えるのは無理なのです。

意識の変え方、自分の手放し方の内容については、本文中にもいろいろと書いていますので、何度も読み返して、しっかりと理解を深め、日常の中で掴んでいただきたいと思います。

但し**大切なことは、何のために「人生を変える必要があるのか？」ということです。**

「何のために」「何に向けて」という「人生の目的」なのです。

目的地をはっきり決めていないのに、乗り物を変えることはできません。それは無謀です。

到着したい目的地が今までとまったく違うところに変わったなら、ここから乗っていく乗り物（人生の流れ）を変える必要があるのです。

そして、その**新しい流れを決めるのは「意識」**です。

目的がはっきりと「命の目的を果たす」という一点にロックオンできていれば、そのために「人生を変える」のだという「意識」がしっかりと確立するのです。

そうすれば、過去のすべてはここに来るための有り難い道のりであり、現状がたとえどのような状況であろうとも、すべて目的に向かうための最適な条件に変わり、これから起こる出来事のすべては、目的を果たすために必要な魂のストーリーであるということがわかってしまうのです。

○思考は共鳴して実現する

意識（思考）が及ぼす様々な影響や、引き起こす現実について説明をしておきます。

「思考は現実化する」とか「引き寄せの法則」などの成功哲学や自己啓発的な書籍は今でもたくさん発行されていて、多くの人が読んでいると聞きます。

確かに意識（思考）が、自分の現実世界を創り出しているのです。

だからこそ、**「意識」が宇宙のエネルギーと大きく関わり、様々な現象をあらわすというメカニズムをもっと深く理解しておいてほしいのです。**

人の心の中に生まれる「感情」と、それによって出てくる「思考」は、無意識によるところが多いので、なかなかコントロールができないのです。

人の意識や心は、無意識でいるときはどうしても「ネガティブ」に働きます。

これは、設定されている「安全装置」なのです。

あまり無茶苦茶なことを考えないようにしたり、感情的な行動を起こさないようにしたり制御しているのです。

ですから、放っておくと心はつい「不安」や「心配」なことを考えていることが多いのです。「希望」や「期待」よりも、「不安」や「心配」の方が心の中に入り込みやすいものなのです。

「希望」や「期待」を心の中に満たすのは努力が必要ですが、「不安」や「心配」で心の中を満たすのには努力はいらないでしょう。

人は、「不安」や「心配事」は実にリアルにイメージしています。リアルにイメージしているときに発している「波動」が、周りに強い影響力を与えるのです。

人は、先のことに対してつい「最悪」を想定したり、「心配」を先にしておいたりして「予防線」を張っておく癖があります。それは、「あまり期待しすぎて、実現しなかったときのショック」を少しでも和らげたいからでしょう。

そして、たいがいのことは「最悪」にはならないで「あぁ良かった」と思える結果の方が多いのです。

ここでわかってほしいのは、宇宙の波動の原理を無視していることです。

宇宙の法則の中に、確かに「引き寄せの法則」と呼べるものはあります。

但し、みんなその法則を深く理解しないで、「願いを叶えるため」の法則だと思っているのです。確かに「願いを叶える」のですが、そこには大きな見落としがあります。

「思考は現実化する」や「引き寄せの法則」は、「すべて、ひとつ」の中で起こります。

そして、それは必ず実現するのです。

あなたが、もし自分の心の中に「不安」「心配」「恐れ」「恨み」などの考えを抱けば、その波動は必ず「すべて、ひとつ」の領域で実現しています。

もし、あなたに「心配」していた「最悪」が起こらなくて「あぁ良かった」と思っているとしても、あなたから発した「最悪」の波動は、必ずどこか誰かのところで現実となっているのです。

波動は発せられると必ずどこかで共振して同じ波動を起こし、「共鳴」します。

それが、この世的な現実を創り出す原理なのです。

ですから、「リアルなイメージ」や、「強い思い込み」、「連続する思考」などは、非常に強い波動を発してしまいます。

そういった心に持っているものは、無意識であるとより深く浸透して潜在意識まで沈着してしまい、実現性が強まります。

なので、**無意識のときも「喜びと感謝」「希望と期待」**に心を膨らませている状態にまで、心を昇華させることが重要です。


もし仮に、あなたに「不運」なことが起こったときは、どこかで誰かが発した「不安」の波動かも知れません。

ここで大切なことは、その「不運」に共鳴させないことなのです。

どのような最悪なことでも、起きたときは何ら問題ではありません。あなたが、それを**「問題」にしなければ、単なる「出来事」もしくは、ただの「現象」**なのです。

あなたが受けたその「不運」を、最高の「喜びと感謝」の光で染めれば、「不安」

の波動を発した相手の心の中を光の波動で共鳴させて、その相手に思いがけない「幸運」がおとずれることになるのです。

そして、その相手から戻ってくる「喜び」の波動は、あなたにも「幸運」を与えてくれるのです。

心の鏡は、「合わせ鏡」なのです。心のレンズにも例えることがあります。

宇宙には「不運」の「不幸」もありません。

「すべて、ひとつ」「あなたは、わたしです」という、愛の領域で事は起きているのです。

宇宙の波動の原理をしっかりと理解してください。

起こることに対して、心でどのような「波動」を発するかが重要なのです。

これから、地球の愛の波動を高めるために、御神体の者のところに集まってくるエネルギーはとても強くなってきます。

ですから、「御神体の者の思考」で発する波動は、非常に強くなりますから責任はとても重大であるということを覚えておいてください。

○魂と繋がる

私の伝えていることのすべてを称して「天空方命術」というのですが、その中で何よりも重要なことは「魂と繋がる」ということに尽きます。

魂と繋がってしまえば、すべて向こう側の計画通りに人生が進み、「命の目的」が達成するということになるのです。

『魂と繋ぐ』ための「丹田呼吸」であり、「瞑想」であり、「天空気功法」のすべてなのです。

そして**肝心なことは、「意識を変える」ということ**であるわけです。

魂は、元々あなたそのものなのです。

要するに、あなたは魂の分身として計画を実行させ、目的を達成させるための地球に降ろされた「導倶」なのです。

あなたには「生まれる前の約束」があり、初めてのお使いに地球にやってきたのですが、こちら側に生まれ、へその緒を切られた途端に魂との繋がりが断たれ、「生まれる前の約束」を忘れてしまったのです。

そして、自分が魂の分身であることも忘れ、普通に人間として成長してきたわけです。ですから、ここで「へその緒をつなぎ直して思い出すこと」が必要なのです。

魂はあなたに思い出す「きっかけ」をつくり、いろいろな「出来事」として体験させて「気づかせよう」としてきました。

魂から送るのはさまざまな「流れ」です。それが、そのときの「タイミング」であったり、「ご縁」や「偶然」として出合わせるのです。

また、魂から送る「流れ」は、ある時には「直感」や「ひらめき」「メッセージ」といった無意識の方に働きかけることもあります。

でも、それをスピリチュアルにしか捉えず、関心や興味の枝を横に広げ、まったく魂と直結していなかったということです。

もし、今までに魂と直結していれば、あなたは魂の操り人形として無限力を発揮し、既に役目を果たしているからです。

そして、私とご縁が繋がることはありませんでした。

でも、今こうして私の本を読んでいるということは、あなたの魂はこの乗り物に乗せて、次の目的地まで行かそうとしているということなのです。

私の役目は、乗ってくれた人をそこまで運ぶことなのです。

その先は、あなたの魂が教えてくれます。

とにかく**今来ているこの流れは、「龍の遺伝子を持つ者」だけが乗ることのできる向こう側が用意してくれた流れ**ですから、まずこの乗り物に乗り換えることです。

到着地は、それぞれ違います。そこから、それぞれの魂が目的地に向かわせてくれて、あなたにしか発揮できない素晴らしい愛の無限力で、御神体としての役目を果たすのです。

あとは、新たな目的地に向けての「流れ」が、車であったり、電車であったり、飛行機であったり、魂が「タイミング」でどんどんと乗り物を進化させてくれて、流れはスピードアップしていきます。

ですから、あなたは魂に「委ねるだけ」でよいのです。

あなたがする努力は、「**自分を捨てる**」「**意識を変える**」「**心をZEROにする**」だけ、要するにすべて自分の内側の努力です。

外に意識を向けたり、どこかに出向いたりする必要はありません。心をほかの色に染めてはいけません。心を無色透明にして、生かされている喜びと、何事に対しても感謝が常に溢れている状態で過ごしていれば、あとは何の努力も要りません。

流れとタイミングで、魂が運んでいってくれます。

こうやって、生まれるときに抜かれた「宇宙のコンセント」にもう一度差し込むことで、魂から送られてくる「無限力」があなたの中真に流れ、あなたの内側に持っていた素晴らしい愛の力が作動し始めるのです。

○自分の心の現在地を知る

自分の心がどの位置にあるのか？　どのレベルにいるのか？

自分の心の現在地を常に知ることが大切です。

中心の一点から少しでもズレていると心に余裕がなくなり、「不満」や「欠乏感」があらわれて、「不安」や「心配」の色が付いてきます。

あなたの心が無色透明であれば、心に「余裕」を得ます。

その「余裕」というのが、「無限の富」なのです。


「無限の富」は、タイミングで色々なものに形を変えてあらわれてくれます。

それが、「お金」「健康」「出会い」「成功」「奇跡」など、そのときに必要とするものとして現れてくれるのです。

この世の7つの幸せの種は、「愛」「富」「豊」「健」「美」「楽」「喜」です。

それをすべて可能にするのが「無限の富」です。

その「無限の富」を心の中に持っているということを知れば、「無限大の余裕」を得るのです。

それがわかれば、何も求めなくなります。必要としなくなります。

すべて「ある」からです。

また、どこに行く必要もなくなります。

最も行きたいところは、「ここである」からです。

今、自分のいるところ、自分の心の現在地こそが「至福」の領域なのだと悟ります。

その境地にいると、この世のことはすべて楽しめます。それも、余裕のなせる業です。

我々、龍の遺伝子を持つ御神体は、この星「地球」にやってくるときに、とても嬉しく思ったのです。

もちろん、この美しい愛の星を蘇らせることに意気に燃えたのは言うまでもありませんが、人間として存在できることで「喜怒哀楽」という心の感情や痛み、病気を味わうこともできる。いろいろな可能性を引き出すこともできる。

そんな思いを抱き、意気揚々とこの星にやってきたのです。

ですから、あなたが味わっていることや、体験していることは、あなたが望んでいたことなのです。

でも、それはすべて「余裕」という中で体験していることなので、あなたは自分の心の現在地を間違えず、**中心のZEROの原点から外の現象を眺めて楽しめばいいの**です。

すべての出来事が、7つの種まき「愛」「富」「豊」「健」「美」「楽」「喜」なのです。

結果は決まっています。「至福」にたどり着くのです。

だから、**映画を観ているような感覚で、すべてに喜びと感謝で向き合っていけば、**

「至福」のシーンに変わるのです。

○この世に自分のものはない

無限の富が流れ込んでくると、あなたは幸運を手にして、物質的、金銭的にも豊かになるでしょう。でもそれは「幸せの7つの種」ということを忘れないでください。

この世には、「自分のもの」というものは何もないのです。あなたのものは「生まれるときに持ってきたもの」だけ、「死ぬときに持って帰れるもの」だけで、それ以外はすべて宇宙の所有物だということを決して忘れないでください。

では「生まれるときに持ってきたもの」とは何かというと、「**命**」と「**愛**」と「**光**」なのです。

それだけがあなたのもので、**それをこちらの世界で与えられた「時間（寿命）」の間に、高めて輝かせて地球に届けて、宇宙と繋ぎ、御神体としての役目を果たして、最高の愛と光を地球に捧げて、向こうに戻る**のです。

それが、ＺＥＲＯの心で「命として生きる」ということなのです。

地球のほとんどの人は、ＥＧＯの心で「生命として生きている」ので、目に見える富や豊かさを手に入れようと努力します。

そして、手に入れたものを守ろうとします。残そうとします。

更に、もっと増やそうとします。それは、心に「欠乏感」や「不足感」を常に持って「不安」や「心配」に支配されているからです。

お金や物だけではなく、人に対しても同じです。心がＥＧＯに傾くと、人に対する感情にも「不足」や「不満」が出てきます。

「愛」という無限のものも、自分だけのものにしようとして「恨み」や「妬み」「嫉妬」の心があらわれ、一番醜い心になってしまいます。

この世で掴んだものは、惜しみなく手放すことが必要です。

あなたのものではないから、宇宙に返すのです。

それを、「富を天に積む」といいます。

富を天に積んでいけば、それ以上に手に入ります。そしてまた、それを手放すのです。そうやって、どんどん神化していきます。

「神化」というのは、「真の御神体」に進化することです。

神化の流れは「垂直」の流れです。

昇り始めは、先ず両手に握っているものを手放して、垂直の流れを掴みます。

掴んだままでいると、重力がかかり落ちていきます。

掴んだ手を放して次の真上を掴みます。そうやって、垂直に昇っていく感じです。

「鯉の瀧のぼり」のようなものです。しかし、あるところまで昇ると、今度は一気に引き上げてくれるのです。

そこが、「**臨界点**」です。

そこからが、本当の宇宙の大龍脈という、愛と光の宇宙の大循環の流れです。

その「臨界点」を超えるまでに何度も「限界点」があり、ＥＧＯが顔を出してこの世的な横の流れに流されてしまうのです。

どうしても、この世的なところに未練があり、片方の手でこちらを掴んでいて、もう片方の手で向こう側を掴もうとする。そんな欲深な人が多いのです。

「自分の好きなこともやりたいし、真理も掴みたい」そんな生半可な気持ちなら初めから進んでいかない方がいいです。

○もう一度確認します

あなたは、本当に「命の目的」を果たすことだけに、人生をかけようと思っているのでしょうか？

この本をここまで読んできて、再確認させていただきます。

もし、この本で伝えていることに少しでも違和感があったり、否定的な気持ちを感じられたりするなら、すぐにこの本を閉じて二度と読まないでください。

申し訳ございませんが「ご縁」ではなかったということです。

この本や、セミナーで伝えている内容は、すべて真の御神体として「目指す」「極める」という方であることを前提に、そのための方法として伝えています。

ですから、少しでも意思が弱くなったり、流れから外れたりしてくると、伝えていることが、強制的に「やらされている」というふうになってしまいます。

この本に書いていることは、真の御神体を目指し、地球のため宇宙のため、そしてこの世の多くの人のために、命として、愛の存在として、役目を果たすという強い決意を持っている人に読んでいただくための『改訂版』なのです。

この本は、これからの新しい愛の時代を共に創り上げていく先導者である「龍の仲間」にお読みいただきたいのです。

どうかご理解をいただきたいと思います。

○Jomon Spirit

地球は新しい愛の時代を迎えました。そのお手本として先人の御神体が地球のために役目を果たしていた時代があります。それが、「縄文時代」と日本で呼んでいる時代です。そして、その頃生きていた人々を「縄文人」と呼んでいるわけですが、それは、発掘された縄文式土器から由来して名付けた時代区分上のもので、私はその頃の時代の真実にそぐわない名称だと思っているので、漢字の「縄文」ではなく『Ｊｏｍｏｎ』と表記しています。

そしてその頃の人の中に、人間の姿をした御神体が共生して暮らしていたのです。「縄文」や「縄文時代」というと、非常に興味を持つ人がいますが、この話は好奇心だけで読んでいただける内容ではありません。

私が話す「Ｊｏｍｏｎ」は過去の歴史の話ではなく、「未来の歴史」なのです。「Ｊｏｍｏｎ」は今も進化しながら、高次元の領域で存在しています。過去の歴史は未来の現実として存在していて、龍の遺伝子を持つ者もそこに存在しているのです。

これは、考古学や学術的に検証できる話ではないので、当然頭で理解しようとしても無理です。ですから、理解に苦しむような内容だと思われる方は、ここは流し読みしてくださって結構です。

それでは、私が魂に見せてもらった「Ｊｏｍｏｎ」についてお話しします。

私は、２０２０年7月1日に龍穴の開放で青森の龍飛岬に行き、そこでとんでもない龍の力を解放したのです。そして次の日、魂によって青森市三内丸山の縄文遺跡に導かれたとき、それまで降っていた雨が急にやみ、広い遺跡の場内に観光客や、それまでいた施設の人の姿もなくなり、上空は真っ黒な雨雲が何頭もの龍の姿のように渦巻きながら流れていました。

遺跡の竪穴住居に近づくと、なんとも不思議なことですがＪｏｍｏｎの子供たちが何人も出てきました。そして、私のまわりを取り囲み、私のズボンや服を引っ張ったり、手を引いてくれる子がいて、大きな竪穴住居の中に連れていってくれたのです。

そこは広い土間のようになっていて、焚火を囲んで7～8人の大人たちが酒のようなものを酌み交わしながら座っていました。私にも飲めと勧めてきたので、小さな土器に入れられた濁酒のようなものを少し口にしましたが、味などは覚えていません。

そしてそこで、Ｊｏｍｏｎの人たちからいろいろと教わったのですが、会話はすべてテレパシーのように心の中に伝わってくるのです。

そのときのそれが、まさに「愛」によって起こる向こう側とのコミュニケーションなのです。そこで教えられたのが**「究極の愛を生きる術《すべ》」**です。

それは、これからの新しい愛の時代を創り上げていくための実践法なのです。

私は、その素晴らしい「愛を生きる術」を伝授されて帰ってきました。

実はそのとき、驚くべきことがあったのです。それは、そこであらわれてくれた「Ｊｏｍｏｎ」の人たちの中で、私に伝授してくれた人の姿が、途中から変わり始め、なんとあの『土偶』に近い姿に変身したのです。その『土偶』のような姿をあらわしてくれたのが、その時代の『御神体』だったのです。

遺跡から人骨で発掘されるのは人間の「縄文人」であって、御神体としての存在だった「Ｊｏｍｏｎ」の者は人間ではなかったので、土偶として発掘されるのです。

それも、「Ｊｏｍｏｎ」の御神体たちが後世に残したメッセージであるわけです。

その「Ｊｏｍｏｎ」の御神体たちが、人間の縄文人たちを愛の力で導き、そして守り、１万５千年以上も愛の時代が続いたのです。

その頃は、文字も言葉も必要なく、すべて「愛」をコミュニケーションツールとして対話をしていました。ですから、遠くの人や、自然界の生き物とも対話ができたし、宇宙とも交信できたのです。

その「愛の時代」は、２万年前この島が氷河期の終わりの旧石器時代と呼ばれている頃から始まっています。

２万年前にも新陳代謝で地球に大転換が起きました。そして、次の２万年後の地球の大転換のときのために、龍の遺伝子を持つ者たちがこの龍の島に降り始め、大陸から渡ってきた渡来人と、元々住んでいた龍の島人に「愛」を伝達し、愛の時代を創り上げていったのです。

そうやって、緩やかな深まりと進化の流れで、１万５千年もの間、愛のエネルギーを高め、この島の至る所に愛の軌跡を残しているのです。

その「愛の軌跡」は、「Ｊｏｍｏｎ　Ｓｐｉｒｉｔ」として、「龍の遺伝子を持つ者」の心の中に刻み込まれているのです。

○Jomon Spiritと役行者《えんのぎょうじゃ》

近年になって、役目を果たした龍一族の究極的な先人がいます。

近年と言っても今から1300年以上前の飛鳥時代に存在した先人で、『役行者』という呪術師、山岳修行「修験道」の開祖です。

いくつもの霊山に深く籠り修行を重ね、鬼神を使役できるほどの法力を得たという役行者が果たしたのは、天地無双の陰陽合一による二極統合です。

そして、優れた呪術によって各地の『龍穴』に『龍の霊力』を封印しました。

それは、この島にその力が必要なときがくることを知っていて、そのときまで『龍の霊力』を眠らせ、パワーを最大まで高めようとしたからなのです。

そして、いよいよその封印された龍の霊力を目醒めさせるそのときがきたのです。

私は、奈良県吉野の山頂で命を受け、役行者から縁をいただき、『龍の霊力』の封印を解く法術を授かりました。そして、10年ほど前からこの島の各地で龍の封印を解いてまいりました。

しかし、新しい時代の重要な『龍穴』の開放はこれから始まります。流れとタイミングがやっときました。手がかりは『Ｊｏｍｏｎ Ｓｐｉｒｉｔ』でした。Ｊｏｍｏｎの御神体から伝授された「愛のコミュニケーションツール」のおかげで、途絶えていた役行者との対話が再び可能となり、重要な『龍穴』の場所を教えられました。これから、それらの龍穴の開放に向かい、『龍の霊力』を解放させます。でも、それも私の判断では実行できません。魂の流れとタイミングに従いおこなっていきます。

それと、もう一つとても重要なことがあります。

それは**龍穴に繋がる**「**御神体**」です。

その役目を持つ「御神体の者」の『天空穴』を開放し、私が解放する『龍の霊力』と感応させ、**天地を繋ぐ**「**龍光の柱**」となってもらいます。

その「龍光の柱」が、ある一定の数に達したとき、Ｊｏｍｏｎの愛の世界と完全に融合する『Ｘデー』がくるのです。

のです。

「天空穴」とは、百会、天目、膻中《だんちゅう》、中脘《ちゅうかん》、丹田、会陰、湧泉の7か所です。

肉体を持ちながら「ひかり体」として、内側のエネルギーを最大に高め、宇宙の無限力と完全に融合させるために開放し、感応を高めるための重要な肉体的ポイントなのです。

Ｊｏｍｏｎの御神体たちは、「天空穴」が完全に開かれていて、宇宙の無限力と融合していたので、「愛のコミュニケーションツール」が使えていたのです。

だから、見えない向こう側や、すべての存在するものと交流ができて、「無限の愛」を高めながら、長い間愛の時代を創り上げていくことができたのです。

実は、役行者の使っていた霊力は、「無限の愛」の法力なのです。

神々や鬼や魔物とも対話ができるコミュニケーションツールだったのです。

見えるものも、見えないものも、すべてが「愛」の存在であるので、この「愛のコミュニケーションツール」を使えば、愛の力で通じ合えるのです。

私はこれから、龍穴に封じ込められた『龍の霊力』の解放と、真の御神体となる者の『天空穴』に封印されている『龍の智訶羅《ちから》』を解放させていきます。

真の御神体となる者には、厳しい修行が待っています。

「修行」といっても、役行者のように山に深く籠り荒行苦行をおこなうわけではありません。

自分の心の中に奥深く分け入り、自分の心で作り出した現実という『魔物』と向き合い、それらとの関係で起こる現実の出来事の中で、心にあらわれる「不安」「恐れ」「悲しみ」「恨み」「憎しみ」「嫉妬」「後悔」「自責」などの『魔物』の正体が、すべて「愛」であると悟ることが本当にできるかどうかが「修行」なのです。

現在の情報社会の中でおこなう修行ほど難しい修行はありません。

周囲の誘惑や関心などに振り回されることなく、中心のＺＥＲＯの原点にどんなときも入っている。何事にも、喜びと感謝が溢れている。それができるかどうかです。

無色透明のＺＥＲＯの心で、愛を生きる姿を見せてくれれば、私はその者の『天空穴』を開放できるようになります。

そして、龍の島の『龍穴』と、御神体の『天空穴』が完全融合し、連動したとき、波動共鳴が起こり地球の磁場に強烈な影響を与え、非常に大きな愛の化学反応が起こり、天地総転によってＪｏｍｏｎの愛の時代が、この世の現実となるのです。

○月とつきあう

「愛のコミュニケーションツール」を使うというのは、「魂との対話」のためにもとても重要なことなのです。

時おり「魂の声」や「神のお告げ」を聞いているという人もいますが、本当に「愛」をコミュニケーションツールにできていなければ、おそらくその声の主は「魂」や「神」ではなくて、自分の「思い込み」によるものでしょう。

「愛のコミュニケーションツール」を正確に作動させるためには、「月」の導きを受けることが必要です。

「月」は、地球の周りを28日周期で回っている衛星で、地球上に生息するものにとっては、とても有り難い存在です。

太陽の光は外側を照らし、月は内側を照らす。そして、太陽は成長を与え、月は進化を与えてくれます。

「月」は、常に我々を見守り、支え、導いてくれています。

そして、月からの導きの流れを「龍」と呼んでいます。

「月とつきあえば、ツキが良くなる」と私はよく言いますが、これは本当のことなのです。

月の動きや流れを読み、月の波動を受け取るのを『**月読法**』と呼んでいます。

この『月読法』は、真の御神体としてレベルアップしてくる者に伝授をおこなっていきます。

天空穴の開放と合わせて、向こう側と繋がるために非常に重要なことは、**月の波動との融合**なのです。

月の波動は、我々の生命活動に大きく関わり、自律神経を整え、バランスや循環を良くして、新陳代謝を活性させてくれます。

そして、何よりも有り難いのは、あらゆる流れを呼び込み循環させ、宇宙の大循環の一部として「無限の愛」や「無限の富」を司ることができるようになり、人でもお金でも様々な「ご縁」の流れが魂の筋書き通りに巡るということなのです。

要するに、月とつきあうことができれば、生きていく上で何一つ心配はいらないのです。月と龍の導きは「余裕」という本当の豊かさを与えてくれます。

大循環の流れが「愛、富、豊、健、美、楽、喜」を現実の体験として顕にしてくれ、それがまた、あなたから溢れて周りの人たちに広がっていくのです。

与えれば与えるだけ受け取るものが大きくなり、大循環の流れに乗っていきます。

これが、月の導きの支援なのです。


「愛のコミュニケーション」というのは、「月」が「通信衛星」としての働きをしてくれて、心の中から発信する愛の周波数を遠くのどこまでも届けて「ご縁」を結んでくれるのです。

「無限の愛」や「無限の富」は、月の働きによって広がり、支えてくれています。

Ｊｏｍｏｎの世界は、こうして「愛の時代」を創り上げていったのです。

これから、愛の時代を創り上げていくために必要なものは、「龍の遺伝子」と「Ｊｏｍｏｎ Ｓｐｉｒｉｔ」で、御神体の中にすべて刻み込まれています。

それがいよいよ、月の導きのご縁で「流れとタイミング」が一致して、すべてのちからが発揮されるときがきたのです。

○すべては、流れとタイミング

この世の出来事は、すべて流れとタイミングの「ご縁」で構成されています。

あなたにこの本を読んでいただいているのも、「ご縁」です。

その、**流れとタイミングには「宇宙の摂理」が関わり、単なる偶然や成り行きで起きているのではない**のです。

要するに、魂の筋書きが絡んで、出来事や現象を通してあなたに「きっかけ」や「気づき」を与えているのです。

でもその有り難い「きっかけ」は、病気やケガ、仕事の失敗や、金銭的なこと、人間関係のこじれなど、「問題」として捉えてしまうようなことです。

魂はべつに「問題」を与えたわけではないのです。

あなたが流れからズレていることを教えていたり、大切なタイミングに合わせようとしてくれていたりするのです。

あなたがそれに気づかないと、「問題」として固定されてゆくのです。

すべての「問題」を解決するために大切なことは、「流れに乗って、タイミングを合わす」ということです。

意識を「役割を果たす」という方向に一致させることです。

あなたは、「役割」を持って生まれてきました。それが、「生まれる前の約束ごと」です。「命の目的」なのです。

何があっても、「命の目的を果たす」という強い意志を持つことで、流れは修正されます。そして、そこに丹田呼吸を重ねていけば、更に中真にその精神は杭打ちされ、心の軸はまっすぐ垂直に向かいます。

この状態に入れば、自分事の問題は姿を消しています。問題にしていないのです。

そして、そのことのおかげでここまで来られたと、感謝に変わってしまいます。

さて、今お読みいただいているこの第9章は、２０２４年の増刷の際に新しく書き換えたものです。

この「丹田呼吸と感謝行」の初版を書いたのは２０１７年なので、それから7年が経ち初版本が売り切れとなったために、一部の内容を改訂して増刷をしました。

そして、その増刷の機会が「大きな流れとタイミング」のときになったのです。

２０１７年に、この本の第8章の原稿を書いていたとき、「地球の2万年に一度の新陳代謝が、その年の夏至から始まる」と書きました。

しかし、実際のところその年から始まりだし、２０２３年12月22日の冬至までかかりました。

そして、そこから本格的に流れが変わり始めたのです。

この新しい大きな流れが落ち着くまでに、5～6年はかかりそうです。

ですから、宇宙の大循環と一致させ、安定させるために、「龍の遺伝子を持つ御神体」が、ここで力を発揮させる、重要な「流れとタイミング」がきているのです。

御神体の光の柱がしっかりと役目を果たすとき、「Xデー」がきます。

○龍の遺伝子を持つ者たちの覚醒

私はこれまで、ここ龍の島「日本」の各地で「龍穴」を開き、封印されていた「龍のエネルギー」を解放してきました。それは、地球が大転換するこのタイミングで、龍の島のパワーを復活させるためです。

そして、龍の遺伝子を持つ者たちを目醒めさせ、魂と繋がり、御神体として地球のため、宇宙のために、ここから働いてもらうためなのです。

先に述べたように、Ｊｏｍｏｎの頃に先人の御神体がお手本を見せてくれました。素晴らしい愛の時代を一度創り上げ、今も高次元の領域で進化をさせながら存在させています。

そして、**この世のこの時代と結ぶために「龍穴」に封印した「龍の霊力」と、御神体の「天空穴」に封印している「龍のちから」を解放させる**のです。

「Ｊｏｍｏｎ Ｓｐｉｒｉｔ」のところでも話したように、御神体の者は人間の姿をしていますが、本当は人間ではありません。御神体の働きをするうえで一番都合がいい地球の生き物が「人間」だったので、便宜上人間の姿を使っているだけなのです。

しかし、人間として育てられてきたので、つい自分も人間だと思い込んで生きてきたのです。人間というのは仮の姿なので、人間と同じように生きていこうとすると、なかなか上手く生きていきにくいところがあります。

それは、持っている資質やエネルギーの特性が違うからです。

一般の人たちから見ると、「変わり者」とか「夢ばっかり見て」とか「何を考えているのかわからない」「宇宙人」と揶揄されることも多いのです。

そんな人が、私からは輝いて見えるのです。

しかし、ここでその類まれな資質と特性を覚醒させて活かさなければ、単なる「変わり者」だけで終わってしまうのです。

今、このタイミングで龍の遺伝子を持つ者たちの魂は、その者を覚醒させるために、今までにない強いパワーを一気に送ってきます。

あなたがもし本当に『龍の遺伝子を持つ者』であるなら、今読んでいるこの瞬間に、覚醒が始まります。

このページを読みながら、それは起こります。

これは、スピリチュアルなことでも、空想話でもありません。単なる興味本位でこの本を読んでいる人には覚醒は起こりません。

『増刷版』のこの本は、込めているパワーが初版本とはまったく違います。

覚醒が起こるのです。

「覚醒すればわかりますか？」と聞く人がいますがそれは覚醒していない証拠です。

「私は、覚醒しました」という人もいますが、それも覚醒していない証拠なのです。

『覚醒』は、沈黙と静寂の中で気づかず起こります。

しかし、それは圧倒的なパワーで起こり、絶対的な幸福感に満たされる。それは心の中に起こる「**沈黙の大爆発**」です。

そして、愛の源泉のふたが弾け飛んで、涙が静かに溢れ出ます。

『覚醒』は、再誕です。新しく生まれ変わり、本来の御神体の姿に戻るのです。

本当に覚醒した御神体の者と、これからの新しい愛の時代を創り上げていきます。

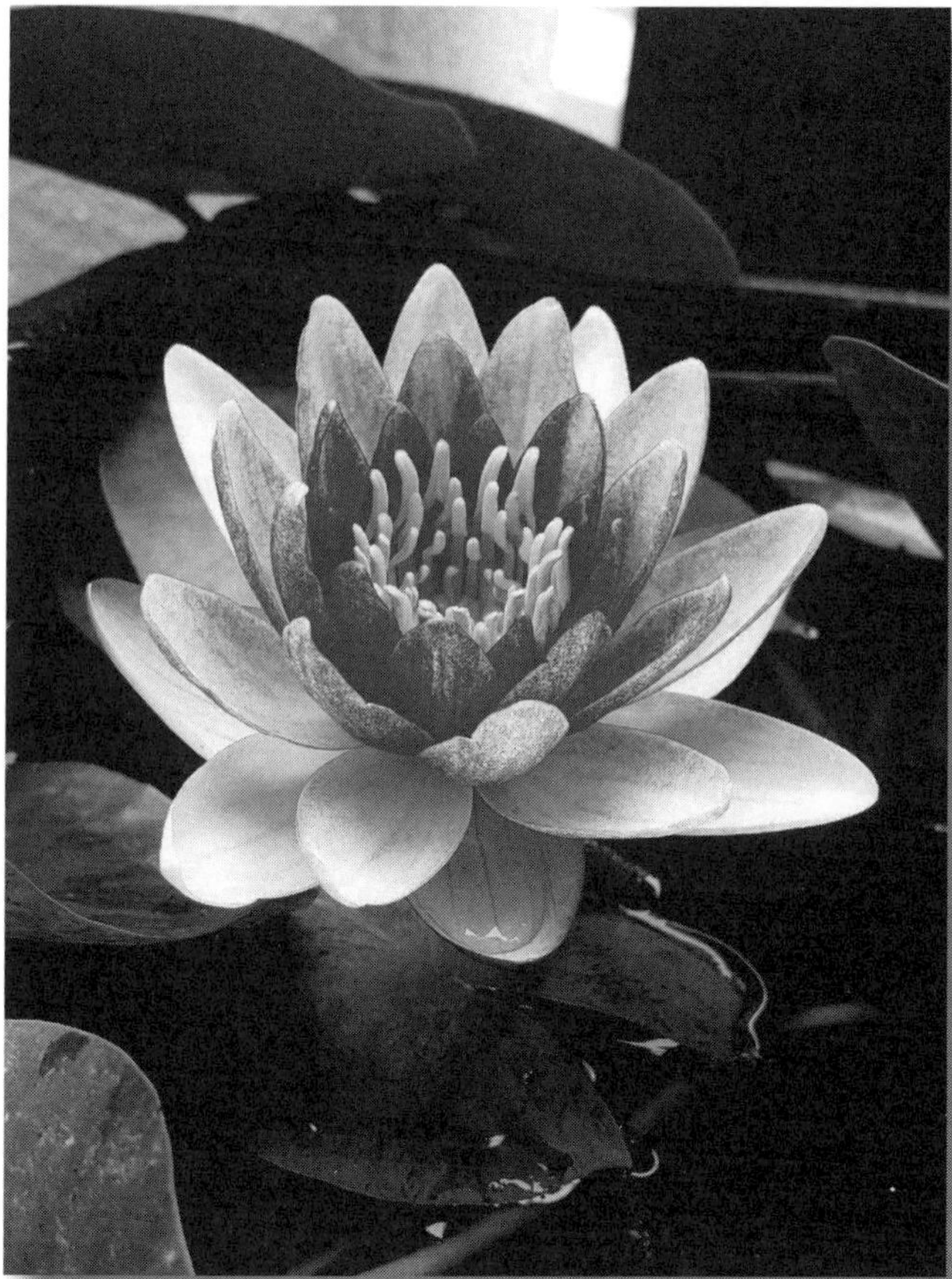

終章

本部より

○本部より

伊藤　恵

天空気功で「奇跡が起きた！」「人生が変わった！」という喜びの声をたくさんいただいています。天空気功は、問題を解決するためのもの、奇跡を起こすためのもの、願いを叶えるためのものではありませんが、あなたの意識と心と肉体の軸が修正され、内側の流れが整うことで、外側の現実に変化があらわれます。それがあなたにとって奇跡や願望成就となって、人生が大きく変わるのです。

あなたは幸せになるために生まれてきています。宇宙や地球にとって、あなたが幸せでなければならないのです。時々、「私は地球のために生きるなんて考えられません。自分の問題を解決させることで精一杯です」と言われる方がいます。「向こうがあなたを生かしている目的」と「あなたの生きる目的」が大きく違っているのです。向こうの目的と一致させ、軸を整えることで、一気に運命の流れが変わるのです。

これから進んでいく道は、今までの自分の知らないエネルギー領域のところです。

道案内、導きが必要です。なかには、自己流で進まれて迷路に入っている方もいます。自分の努力だけで進むのではなく、進化の流れに乗ることで、迷うことなく、目的地に辿り着くのです。その乗り物が、「天空気功」です。
天空気功教室、セミナー受講、個人セッション（Ｚｏｏｍセッション）で、スピリットアップすることができます。

丹田呼吸、瞑想の基本的なやり方をお伝えしていますが、重要なのは、形ではなく、どれだけ高次元の光の領域と繋がるかです。丹田呼吸、瞑想のおこなう前とおこなった後。気功教室、セミナーに参加する前と終わった後。どういう自分になっているかを確認することができます。不安や心配、悩み、こだわりがなくなっている。目の前が明るく、クリアになっている。やる気が湧いてきた。幸せに満たされている。そういう感じから始められるといいです。そこから鍛錬を積み、意識レベルが高まってくると、意識と心と肉体の軸がしっかりと整ってきますから、丹田呼吸と瞑想のレベルが上がってきます。すべて手放している状態からおこないますから、内側が満たされた状態になり、命の光、愛の光と融合する瞑想になります。そして、本当の幸せを実感します。

瞑想は、「根っこと軸」が重要です。日常の実践で「根っこと軸」ができてきます。実践の質を上げるためにはエネルギーが必要で、気功教室で高めることが重要となります。なかなか和歌山で受講することができず、一人での実践に限界を感じていた方が、和歌山の気功教室やセミナーに参加され、高次元のエネルギーを受け取って帰られることで、日々の実践、丹田呼吸、瞑想がレベルアップしています。機会があれば是非、和歌山の気功教室を体験してみてください。

進化はどれだけ学ぶかではなく、どれだけ手放せるかです。

「すべてを手放す」というのは、心の解放です。心を解放すれば、エネルギーを受け取ることができます。エネルギーを受け取れば、手放せなかったものが、簡単に手放せます。エネルギーを受け取れば、次元が上がりますから、既に手放している自分になるのです。

気功教室やセミナーに参加するときには、すべてを手放し、心を解放することで、エネルギーが高まり、最高のエネルギーを受け取ることができます。エネルギーの空間の中でおこないますから、気功教室やセミナーが始まる前から瞑想状態へと導かれます。セミナーの中で瞑想があってもなくても、すべてが瞑想なのです。そのときにしか受取れないエネルギーがありますから、1回の気功教室、セミナーを大切に受講してください。

天空気功は、100パーセント真剣に「極める」という意識で進まれている方がほとんどです。参加者同士で連絡先を交換することもなく、皆さん鍛練を積むことに集中しています。誰かと一緒では進んでいくことのできない「ひとりを極める道」「神化して御神体となる道」です。

瞑想をするたび、新たな最上階に昇華していきます。

それが新しい自分に生まれ変わるということです。

「今回の瞑想が良かったから、次もこの瞑想をしよう」「こういう瞑想をやりたい」

というのは、瞑想ではありません。自分の心地よさを求めるものではありません。昇華するための瞑想。光と繋がるための瞑想。瞑想で、新たな光の世界にステージアップします。これが天空瞑想です。

瞑想の世界が神化していくことで、この世の自分も、現実も引き上げられていくのです。セミナーや気功教室で受け取ったエネルギーを活かし、更にスピリットアップさせるために、この世の自分の意識レベルを高めるために、普段の意識を常に最上階で生きていくことです。意識を外に向けるのではなく、人と比べるのではなく、あなたにしか昇ることのできない天極の一点を目指して進んでください。

愛そのもののあなたとして、命の目的を果たす人生は、最幸の人生になります。

◆天空気功教室、セミナー、ＹｏｕＴｕｂｅ配信のお問い合わせ

電　話：090-6557-1091
メール：mugenryoku.364@gmail.com
伊藤 恵

＊＊

◆施術、セッションのお申し込み

ようのき療整院（虚空庵）
ホームページ：https://younoki.com
電　話：090-3612-4584
メール：tenku1091@gmail.com
松山 喜代英

あとがき

2017年に発行いたしました本著『丹田呼吸と感謝行』を、増刷するにあたり第9章以降を大きく書き換えたことによって、以前のままの本編の内容にも新しい命を吹き込んだかのようで、まるで新しい本として生まれ変わりました。

書き換えた「第9章」は、とくに2024年以降の新しい愛の時代を創り上げていくために必要なことを書きました。

文中で、「龍の遺伝子を持つ者」「真の御神体となる者」「愛を生きる者」というようないくつもの表現を使っていますが、これらの表現はすべて「命の目的を果たす者」をそのときの内容によって呼び方を変えています。

それだけいくつもの役目を持っていて、それを果たすためのタイミングがきたのです。

我々が生まれてきた目的は「長生き」をするためではなく、自分の「夢を実現する」ためでもありません。

あとがき

一人ひとりの「命」には、それぞれに「目的」があります。

その「目的」を果たすために与えられた時間が「人生」であり「寿命」なのです。

その「命」を持って「肉体」として生きていくのが「生命」なのです。

つい人間は「生きていくこと」ばかりに意識を向けて、「生かされていること」を忘れてしまうのです。


我々が食べるものはすべて「命」です。「命」あるものを殺して食べながら我々は生きているのです。野菜も、果物もすべて山や畑の命です。その「命」をいただいて生きているということを忘れてはいけません。


山の木や植物によって酸素が安定して供給されているということ。

地球が回ってくれているということ。月が我々の周りを回ってくれているということ。そして、太陽の周りを一年かけて回っているということ。

そういう自然界や宇宙の営みのすべてによって「生かされている」のです。

本当の感謝というのはそこから出てくるものです。

それを、常に感じて融合しながら生きていくことが私の「天空気功」なのです。

特別なことをしているのではないのです。

「命の目的」を果たすことが、すべてに対しての恩返しになり、地球や宇宙の進化に繋がります。

どのようなことも魂の筋書き通りであります。起きることはすべて「有り難いこと」か「感謝できること」で、関わる人も「有り難い人」か「感謝すべき人」しか存在していないのです。

「生かされていること」に心から感謝が溢れていると、本当にそれがよくわかります。難しいことがわからない人でも、愚痴や不満を漏らさず生きるだけでも、地球や宇宙に対して大きな貢献になるのだということを忘れないでほしいのです。

今、宇宙から届いてくる無限の愛のエネルギーは、今までにない大きな力で降り注いできています。

そのエネルギーと、本来内側に誰もが持っている「命の無限力」を一体化させることで、誰にでも奇跡を起こすことが出来るのです。

その「奇跡」とは、あなたによって「あなたの観ている世界が変わる」。そして、周りの人が幸せになる、元気になる、豊かになるということなのです。

そういう真の御神体となる者、更にここからは地球と宇宙を繋ぐ『光の御柱の御神体』を見つけ出します。

そして、その者たちと『Ｊｏｍｏｎ　Ｓｐｉｒｉｔ』を継承し、地球を素晴らしい愛の星へと蘇らせるのです。

今、この本を読み終えたあなたの心の中で、何が起きているか？

地球や宇宙がそれに期待しています。

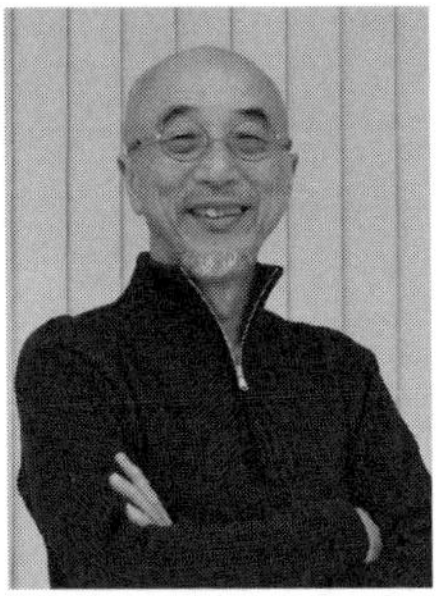

著者プロフィール

松山喜代英（まつやまきよひで）

和歌山県生まれ。ようのき療整院・虚空庵院長。

天空気功・天空方命術主宰。

40年前より丹田呼吸と瞑想を体得し、自身の病気を改善させる。

その後、『魂との対話法』を得て様々な奇跡を体験し、2003年より気功教室を始めるようになり、2005年に「ようのき療整院」を開院して気功施術を開始する。やがて、「天空講座」や「気功セミナー」を全国各地で開催するようになり、現在は『虚空庵』で「導き手」の育成や、様々な伝授をおこなっている。

著書に『心のちから』『命の真実』『ふしぎなふうせんときつねさん』（絵本）いずれも知道出版がある。

HP http://younoki.com
メール tenku1091@gmail.com

人生《じんせい》を変《か》える丹田呼吸《たんでんこきゅう》と感謝行《かんしゃぎょう》

2017年10月10日　初版第1刷発行
2024年　3月20日　第2刷発行
著　者　松山喜代英
発行者　友村太郎
発行所　知道出版
〒101-0051 東京都千代田区神田神保町 1-11-2-3F
TEL 03-5282-3185 FAX 03-5282-3186
http://www.chido.co.jp

印　刷　モリモト印刷

ISBN978-4-88664-304-9